Akupunkturbehandlung bei neurologischen Erkrankungen

Akupunkturbehandlung bei neurologischen Erkrankungen

mit anschaulichen Fallbeispielen aus der Praxis

von
KUANG Peigen
und
WEI Yuanping

Verlag für Traditionelle Chinesische Medizin Dr. Erich Wühr
Kötzting/Bayer.Wald

Herausgeber der Deutschen Ausgabe:
Prof. KUANG Peigen

Stellvertretender Herausgeber:
Dr. HUANG HONGCHANG
Dr. Erich Wühr

Haftung: Sämtliche Angaben in diesem Buch sind nach bestem wissenschaftlichen Können der Autoren und der Übersetzer gemacht. Eine Gewähr übernehmen der Verlag und der Herausgeber nicht, insbesondere die Behandlung und medikamentöse Therapie betreffend. Es bleibt in der Verantwortung des Lesers, diese Angaben einer eigenen Prüfung zu unterziehen. Wenn er diese Methoden am Patienten anwenden will, tut er es auf eigene Verantwortung und Haftung.

Die Deutsche Bibliothek – CIP-Einheitsaufnahme

Kuang, Peigen:
Akupunkturbehandlung bei neurologischen Erkrankungen: mit anschaulichen Fallbeispielen aus der Praxis / von Kuang Peigen und Wei Yuanping. [Übers. aus dem Engl. von Erich Wühr]. – Kötzting/Bayer. Wald: Verl. für Traditionelle Chines. Medizin Wühr, 1992

Einheitssacht.: Acupuncture treatment of neurological disorders <dt.>

ISBN 3-927344-01-X

NE: Wei, Yuanping:

ISBN 3-927344-01-X

Übersetzung aus dem Englischen von Dr. Erich Wühr

Herstellung: Druck + Verlag Ernst Vögel GmbH, 8491 Stamsried

Für Dr. KUANG Keheng,
meinen lieben Vater

Inhaltsverzeichnis

Vorwort

Akupunktur ist ein Naturheilverfahren mit einer Geschichte, die in China mehr als 4000 Jahre zurückverfolgt werden kann. Mittlerweile ist die Akupunktur weltweit akzeptiert als eine therapeutisch sehr wichtige Methode, die bei vielen Arten von Erkrankungen indiziert ist, vor allem bei neurologischen Erkrankungen, bei denen die westliche Medizin allein nicht wirksam ist. Trotzdem wurde bis heute noch kein Buch über die Akupunkturbehandlung bei neurologischen Erkrankungen veröffentlicht. Der Grund dafür könnte sein, daß die meisten Akupunkteure Defizite im Wissen über das Erstellen einer präzisen Diagnose haben, während nur wenige Neurologen klinische Erfahrungen mit Akupunkturbehandlung besitzen. Frau Professor KUANG Peigen, die Autorin des vorliegenden Buches, ist eine bedeutende Neurologin in China und Expertin in der kombinierten Anwendung von chinesischer und westlicher Medizin. Entsprechend des individuellen Zustands des Patienten wendet sie bei neurologischen Erkrankungen entweder moderne oder traditionelle Verfahren bzw. eine Kombination an. Sie hat auf diesem Gebiet reiche klinische Erfahrung gesammelt und erzielt befriedigende therapeutische Ergebnisse. Frau Professor KUANG führt grundlegende Forschungen an und versucht, verläßliche Beweise und eine wissenschaftliche Basis für die klinische Praxis zu schaffen.

Frau Professor KUANG begann ihre klinische Arbeit in der Abteilung für Neurologie des Union Medical College in Beijing. Seit ungefähr 30 Jahren arbeitet sie nun am Chinese PLA General Hospital, Military Postgraduate School, als Professorin und Direktorin der Abteilung für Neurologie. Sie engagiert sich in der klinischen und experimentellen Forschung und versucht auch dort, westliche und traditionelle chinesische Medizin zu integrieren.

Frau Professor KUANG stammt aus einer alten aristokratischen Familie chinesischer Ärzte. In den 1950er Jahren begann sie ein Forschungsprogramm, speziell über die Akupunkturbehandlung bei neurologischen Erkrankungen, das große Fortschritte in der Behandlung von zerebrovaskulären Erkrankungen, Epilepsie, Neurosen und Kopfschmerzen zum Ergebnis hat. In den letzten zehn Jahren wurden 23 Forschungsarbeiten, die von Frau Professor KUANG geleitet wurden, mit Preisen verschiedener Institutionen ausgezeichnet. Sie kann als eine der Pioniere auf dem Gebiet der Erforschung von Neurotransmittern und neurologischen Erkrankungen gelten. Mehr als hundert Veröffentlichungen von Frau Professor KUANG wurden auf nationalen und internationalen Konferenzen oder akademischen Zeitschriften in China und im Ausland veröffentlicht. Sie wurde mit dem Chinese Dinstinguished Persons Award und dem Chinese Distinguished Women Award der Chinesischen Regierung ausgezeichnet. Gegenwärtig ist sie Präsidentin der Chinesischen Kopfschmerz-Gesellschaft, Vizepräsidentin der Chinesischen Schmerz-Gesellschaft, Mitglied des Komitees der Chinesischen Neuropsychiatrischen Gesellschaft, der Chinesischen Neurochemischen Gesellschaft, der Chinesischen Physiopsychologischen Gesellschaft und der Neurowissenschaftlichen Gesellschaft in Beijing sowie Vorsitzende der Kopf- und Gesichtsschmerz-Gesellschaft und der Internationalen Gesellschaft zur Erforschung des Schmerzes, Sektion China. Außerdem ist sie Mitglied der Internationalen Organisation für Gehirnforschung, der Chinesischen Gesellschaft für Traditionelle Medizin und der Chinesischen Gesellschaft für Akupunktur. Frau Professor KUANG war auch Herausgeberin und

Mitglied des Wissenschaftlichen Beirats für mehr als zehn chinesische akademische Zeitschriften.

Das vorliegende Buch "Akupunkturbehandlung bei neurologischen Erkrankungen" von Frau Professor KUANG Peigen mit Assistenz von Herrn WEI Yuanping (Herausgeber des Journal of Traditional Chinese Medicine) präsentiert Frau Professor KUANGs persönliche klinische Erfahrung, die sich in mehr als 30 Jahren der Akupunkturbehandlung von neurologischen Erkrankungen angesammelt hat. Dieses Buch ist die erste systematische Monographie über dieses Thema. Die Absicht des Buches ist, Akupunkteure und Akupunkturforscher mit Informationen zu versorgen. Es soll sowohl westlichen als auch traditionellen Ärzten dazu dienen, ihr professionelles Wissen und ihre klinische Behandlungstechnik zu verbessern. Das Buch wurde praktischen Bedürfnissen gemäß gestaltet und ist leicht zu handhaben. Es definiert und beschreibt kurz die Ätiologie, Pathologie, Pathogenese, Symptome, Diagnose und Prognose für 28 neurologische Erkrankungen. Sodann werden die Indikationen und Kontraindikationen der Akupunktur dargestellt und detaillierte klinische Informationen zur Behandlung mit der entsprechenden Akupunkturpunktauswahl und Nadelmanipulationen präsentiert. Entsprechende Fallbeispiele mit Symptomen therapeutischer Wirksamkeit und Nachuntersuchungen unterstützen das Verständnis des Lesers.

Wir hoffen, daß dieses Buch vielen engagierten und an Akupunktur interessierten Ärzten als Referenz dienen und somit zur Therapie und Heilung von Menschen weltweit beitragen wird.

XIAO Dexin
Professor für Medizin
Senior-Herausgeber von
Traditional Chinese Medical Publishers of China

Kapitel 1

Kopfschmerz

Kopfschmerz ist eines der verbreitetsten körperlichen Symptome. Nahezu jeder Mensch hat irgendwann in seinem Leben Kopfschmerzen. Der Kopfschmerz kommt als Begleitsymptom bei vielen Erkrankungen vor. Obwohl er häufig eine einfache Störung darstellt, kann er auch Ausdruck einer ernsthaften Erkrankung sein. Deshalb braucht jeder Patient, der an Kopfschmerz leidet, sorgfältige Beachtung und Untersuchung.

Zunächst wird ein kurzer Überblick über die Entstehungsweise von Kopfschmerz gegeben. Dann wird die Akupunkturtherapie einiger verbreiteter Arten von Kopfschmerz diskutiert. In der Akupunkturpraxis finden wir als verbreitetste Arten: den Spannungskopfschmerz und den vaskulären Kopfschmerz (Migräne).

Entstehungsweise von Kopfschmerz

Der Mechanismus der Entstehungsweise des Kopfschmerzes wurde in verschiedenen experimentellen und klinischen Studien analysiert. Nahezu alle Strukturen der Kopfhaut und des Gesichts sind schmerzsensibel. Der Schädelknochen selbst ist unsensibel. Auch innerhalb des Kraniums sind nicht alle Strukturen schmerzempfindlich. Die Venensinus und die kortikalen Venen, die in sie münden, die Dura Mater der anterioren und posterioren Fossa, die zerebralen Arterien an der Gehirnbasis und die Arterien, die davon ausgehen, sowie der 5., 9. und 10. Hirnnerv tragen alle sensible Nervenfasern und können deshalb schmerzempfindlich sein. Der größte Anteil der Pia Mater und der verbleibenden Anteile der Dura Mater, die epidermale Auskleidung der Hirnventrikel, der Plexus coronoideus und das Gehirn selbst sind unempfindlich gegen normale Schmerzreize.

Wenn der Schmerz von den Strukturen oberhalb des Tentorium cerebelli ausgeht, wird er üblicherweise in der frontalen, temporalen und parietalen Region des Kopfes empfunden und vom 5. Hirnnerven übertragen. Wenn der Schmerz von den Strukturen unterhalb des Tentorium cerebelli ausgeht, wird er üblicherweise in der okzipitalen, subokzipitalen und oberen zervikalen Region empfunden und durch den 9. und 10. Hirnnerv sowie durch die oberen drei Zervikalnerven übertragen.

Die Hauptursachen für Kopfschmerz sind folgende:

1. Dilatation und Traktion der oben angeführten intrakranialen und extrakranialen Blutgefäße;
2. Entzündung schmerzsensibler Strukturen des Kopfes;
3. Reizung der Gehirnhaut;
4. Direkter Druck auf sensible Nerven im Kopf;
5. Veränderungen des intrakranialen Druckes;
6. Projizierter Schmerz, ausgehend von schädigender Reizung an anderer Stelle im Kopf;

7. Psychogene Ursachen treten oft dann auf, wenn der Schmerz eine Folge von dauernder Kontraktion der Kopf- und Nackenmuskulatur ist, wie sie bei Spannungszuständen und möglicherweise bei Dilatation der Blutgefäße im Kopf in einigen Fällen auftritt.

Akupunkturbehandlung

Obwohl die Behandlung des Kopfschmerzes meistens kausal ist, wissen wir aus der Erfahrung, daß Akupunktur oft die letzte Möglichkeit darstellt, wenn die moderne Medizin den Schmerz nicht beseitigen kann. Bei allen funktionell bedingten Kopfschmerzen, die oft wiederkehrend und chronisch sind, kann Akupunktur als Hauptbehandlung eingesetzt werden. Bei Kopfschmerzen mit klinisch morphologischen Ursachen kann Akupunktur ergänzend eingesetzt werden. Opiate und andere Schmerzmittel können reduziert oder vermieden werden, wenn die Akupunkturbehandlung erfolgreich ist.

Punktauswahl

Die Auswahl der Akupunkturpunkte erfolgt entsprechend der Lokalisation des Kopfschmerzes; jeweils zwei bis vier Punkte werden beidseits in einer Sitzung behandelt.

Schmerzen im ganzen Kopf:

LG 20, G 20, Extrapunkt TAIYANG, Di 4, Lu 7, B 60, B 40

Temporalregion:

Extrapunkt TAIYANG, G 20, Di 4, G 34

Okzipitalregion:

G 20, LG 19, Di 4, B 60, LG 16

Stirnregion:

Extrapunkt YINTANG, B 2, Di 4, L 3, G 14, M 44

Scheitelregion:

LG 20, G 20, Di 4, L 3, N 3

Nadelmanipulation

Die Nadel wird schnell eingestochen, um ein starkes Nadelgefühl (DEQI) zu erreichen. Bei maximalem Nadelgefühl wird die Nadel durch Rotieren und Stechen oder einer Kombination aus beiden für ein bis zwei Minuten entsprechend des Schmerzgrades manipuliert. Diese Manipulation wird alle zehn Minuten für ein bis zwei Minuten durchgeführt. Insgesamt wird die Nadel 20 bis 40 Minuten belassen.

Der effektivste Behandlungsplan für die Akupunkturbehandlung chronischer Kopfschmerzen ist die Behandlung jeden Tag oder jeden zweiten Tag für insgesamt ein bis drei Behandlungsperioden. Eine Behandlungsperiode besteht aus zehn Behandlungen. Wenn der Patient auf die Behandlung nicht gut anspricht, wird die Behandlung für drei bis fünf Tage unterbrochen, um danach eine andere Auswahl von Akupunkturpunkten anzuwenden. In diesem Fall könnte auch die Elektrostimulation der Akupunkturpunkte die geeignete Methode sein. Am Ohr, an der Stirn, im Nacken und am Unterkiefer können beidseits

Dauernadeln angewandt werden, die alle drei Tage ausgewechselt werden; dabei besteht eine Behandlungsperiode aus fünf bis zehn Sitzungen.

Die meisten Patienten reagieren bereits auf die ersten zehn Behandlungen positiv.

1.1 Spannungskopfschmerz

Früher benutzte Begriffe waren: Muskelkontraktionskopfschmerz, psychogener Kopfschmerz, Streß-Kopfschmerz, gewöhnlicher Kopfschmerz, idiopathischer Kopfschmerz und essentieller Kopfschmerz.

Die meisten Kopfschmerzen sind Folge von Anspannung, Angst und Depression. Sie sind sehr verbreitet. Nahezu die meisten Menschen leiden irgendwann in ihrem Leben an Spannungskopfschmerz. Die Diagnose "Spannungskopfschmerz" sollte nur gemacht werden, wenn die körperliche Untersuchung keine signifikanten Befunde aufweist und der Kopfschmerz oft nur eine von vielen Beschwerden des Patienten ist. Der Schmerz kann dauernd auftreten und verschlimmert sich üblicherweise gegen Abend. Die Patienten geben an, daß sie nie frei vom Schmerz sind und der Schmerz bereits seit Wochen und Monaten andauert. Der Schmerz ist ziemlich stark und kann Schlaflosigkeit verursachen. Selten ist er durch Analgetika beeinflußbar. Der genaue Mechanismus der Spannungskopfschmerzen ist nicht bekannt. Eine Ursache ist die unangemessene Kontraktion der Muskulatur des Kopfes, des Nackens und der Schultern, die mental oder physisch bedingt ist. Typischerweise sind die Schmerzen drückend und spannend. Sie sind beidseits lokalisiert und werden durch körperliche Aktivität nicht verschlimmert. Die Patienten beschreiben oft das Gefühl eines Bandes um den Kopf oder einen Druck am Scheitel. Sie benutzen Ausdrücke wie zermalmend, zerberstend, unerträglich und wie ein Nagel, der in die Kopfhaut getrieben wird oder eine Maschine, die von oben auf den Kopf drückt. Der Schmerz im Nacken kann auch in die Schultern ausstrahlen.

Fallbeispiel

Eine 31jährige Patientin hatte seit zwei Jahren Kopfschmerzen. Sie gab an, daß die Schmerzen permanent wären. Es wäre, als hätte sie ein schweres Gewicht auf dem Kopf lastend und ein enges Band um den Kopf. Manchmal fühlte sich ihr Nacken steif an. Der Schmerz dauerte den ganzen Tag, aber beeinträchtigte nicht den Schlaf. Analgetika waren unwirksam. Die körperliche Untersuchung ergab keine Befunde.

Dies war ein typischer Fall von Spannungskopfschmerz. Die genaue Befragung ergab, daß die Kopfschmerzen nach einem Streit mit dem Nachbarn begannen.

Therapie und Verlauf

Es wurden die Punkte G 20, Di 4 beidseits und LG 20 ausgewählt. Die Punkte wurden gleichzeitig akupunktiert. Die Nadeln wurden 30 Minuten belassen. Die Patientin bekam 20 Behandlungen. Der Schmerz verschwand nach der vierten Behandlung. Während des weiteren Behandlungsverlaufs trat kein weiterer Schmerz auf. Eine Nachkontrolle nach 10 Monaten ergab, daß die Patientin schmerzfrei geblieben war.

Fallbeispiel

Ein 22jähriger Mann kam mit Kopfschmerzen, die seit 3 Jahren bestanden hatten. Er hatte einen Fahrradunfall erlitten, bei dem er kurze Zeit bewußtlos gewesen war. Unmittelbar nach der Bewußtlosigkeit hatte er Kopfschmerzen ohne Übelkeit und Erbrechen. Seitdem traten dauernd dumpfe Kopfschmerzen auf, und manchmal hatte er das Gefühl des Drucks auf den Scheitel in Verbindung mit Gedächtnisschwäche und Konzentrationsschwierigkeiten. Er wurde mit westlicher Medizin und chinesischen Arzneimitteln erfolglos behandelt. Die Untersuchung ergab keine Befunde. EEG, Computertomogramm und Untersuchung des Liquors waren unauffällig. Das Auftreten von Kopfschmerz infolge kleinerer Kopfverletzungen ist verbreitet. Die meisten dieser Kopfschmerzen sind Folge von Kontraktion der Kopf- und Halsmuskulatur und sehr ähnlich dem Spannungskopfschmerz. Der Grund ist mehr die Aufregung durch den Unfall als die direkte Einwirkung des Traumas.

Ohrakupunktur:

Dauernadeln an den Punkten Stirn, Okziput und Unterkiefer.

Körperpunkte:

LG 20, G 20, Di 4

Der Patient bekam zwölf Behandlungen in sechs Wochen. Der Schmerz nahm bereits bei Beginn der Behandlung ab und verschwand am Ende der Behandlung ganz.

Nachuntersuchung

Während der acht folgenden Monate trat der Schmerz nicht wieder auf.

1.2 Migräne

Viele klinische Kopfschmerzen mit vaskulärem Ursprung können nicht einheitlich als intrakranial oder extrakranial klassifiziert werden. Das gilt besonders für Kopfschmerzen, die mit Fieber und Entzündung verbunden sind und für Migräne.

Der Migränekopfschmerz ist grundsätzlich extrakranial. Er ist eine der verbreitetsten neurologischen Störungen. Das Verhältnis von betroffenen Frauen zu Männern ist 6 : 1. Die Veranlagung zur Migräne ist vererbbar. 60% der Patienten haben Familienangehörige, die ebenfalls unter Migräne leiden oder litten. Besonders hoch ist die Erkrankungsrate bei Menschen, die intellektuellen Berufen nachgehen. Äußere Ursachen können Migräneanfälle auslösen. Gelegentlich wird die Migräne durch strukturelle Läsionen wie Aneurysmen und Angiomata verursacht.

Diese Gruppe von Kopfschmerzen beinhaltet sieben Hauptkategorien. Die Klassifizierung wurde durch das "Komitee zur Kopfschmerz-Klassifizierung der Internationalen Kopfschmerzgesellschaft" wie folgt beschrieben (in: Cephalgia, 1988, Vol 8, Supplement 7, 19-28):

1.2.1 Migräne ohne Aura

Der früher benutzte Begriff ist "gewöhnliche Migräne". Der Kopfschmerz ist idiopathisch und wiederkehrend. Er manifestiert sich in Attacken, die vier bis zweiundsiebzig Stunden dauern können. Typischerweise ist der Kopfschmerz einseitig lokalisiert. Er ist pulsierend, von mittlerer bis starker Intensität und verschlimmert sich durch körperliche Aktivität. Er tritt in Verbindung mit Übelkeit, Licht- und Lärmempfindlichkeit auf. Die meisten Migränepatienten fallen unter diese Kategorie.

1.2.2. Migräne mit Aura

Früher benutzte Begriffe sind: klassische Migräne, ophthalmische Migräne, hemiparästhetische Migräne, hemiplegische Migräne, aphasische Migräne und komplizierte Migräne. Der Schmerz ist idiopathisch und wiederkehrend und manifestiert sich in Attacken neurologischer Symptome, die eindeutig im Kortex oder im Hirnstamm lokalisierbar sind. Eine Attacke entwickelt sich über 5 bis 20 Minuten und dauert weniger als eine Stunde. Schmerzen, Übelkeit und/oder Lichtempfindlichkeit folgen üblicherweise neurologischen Vorsymptomen direkt oder nach einem freien Intervall von weniger als einer Stunde. Die Schmerzen dauern vier bis zweiundsiebzig Stunden.

1.2.3. Ophtalmoplegische Migräne

Dieser Migränetyp ist charakterisiert durch wiederholte Attacken von Kopfschmerzen in Verbindung mit Lähmungen von einem oder mehreren Okulomotorennerven ohne erkennbare intrakraniale Schädigungen.

1.2.4. Retinale Migräne

Sie ist charakterisiert durch wiederholte Attacken von monokularem Skotom oder Blindheit, die weniger als eine Stunde dauern und mit Kopfschmerzen einhergehen. Okulare oder strukturell vaskuläre Störungen müssen ausgeschlossen werden.

1.2.5. Periodische Syndrome in der Kindheit als mögliche Vorläufer oder Begleiterscheinungen einer Migräne

Früher verwendeter Begriff: "Migräneäquivalent".

1.2.6. Komplikationen von Migräne

Das bedeutet eine der o.a. Migränearten plus eine Komplikation.

1.2.7. Migräneartige Störungen, die nicht die obigen Kriterien erfüllen

Das sind Kopfschmerzattacken, die als eine Art von Migräne eingeschätzt werden, die aber nicht genau die diagnostischen Kriterien für eine der o.a. Migräneformen erfüllen.

In der Akupunkturbehandlung werden alle Migränearten entsprechend der Lokalisation der Schmerzen behandelt.

Fallbeispiel

Eine 28jährige Frau kam wegen periodischer Kopfschmerzen, die seit fünf Jahren andauerten. Der Kopfschmerz trat in der Temporalregion auf. Er begann üblicherweise einseitig, wurde dann beidseitig und sogar den ganzen Kopf betreffend. Zunächst war der Schmerz klopfend, dann wurde er gleichmäßig und dauerte für mehrere Stunden bis zu einem Tag an. Die Patientin hatte mehrere Attacken pro Monat. Übelkeit und Erbrechen traten selten auf. Sie hatte keine Symptome vor einer Attacke. Der Schmerz sprach weder auf Aspirin noch auf verschiedene Kombinationen von Aspirin mit kleinen Mengen von Barbituraten, Koffein oder Amphetaminen an. Der Schmerzgrad war mittel bis schwer. Schwerer Schmerz sprach nur auf 50 mg Codeinphosphat an. Die Mutter der Patientin litt an einer ähnlichen Erkrankung.

Die Patientin präsentierte sich als junge, intelligente Frau. Ihr mentaler Status war normal. Es gab keine neurologischen Befunde. Die Diagnose lautete vaskulärer Kopfschmerz mit Migräne.

Therapie und Verlauf

Die Patientin wurde wie oben dargelegt behandelt.

Ohrakupunktur:

Dauernadeln an den Punkten Stirn, Okziput und Unterkiefer.

Körperpunkte:

Extrapunkt TAIYANG, G 20, Di 4

Ohrakupunktur und Körperakupunktur wurden gleichzeitig zweimal pro Woche angewandt. Die Patientin bekam insgesamt zehn Behandlungen. Die Attacken verschwanden nach der dritten Behandlung.

Nachuntersuchung

Nach zehn Monaten war die Patientin ohne Schmerzattacken geblieben.

1.3 Kopfschmerzen als Folge von meningealen Irritationen

Meningeale Irritationen sind verantwortlich für eine der schwersten Kopfschmerzarten überhaupt. Dieser Schmerz ist permanent, schwer, klopfend oder berstend. Er ist üblicherweise begleitet von anderen Symptomen meningealer Irritation, wie Nackensteifheit und Kernig-Zeichen infolge von Entzündungen der Nervenwurzeln der Zervikalnerven. Der Schmerz verstärkt sich bei Bewegung des Kopfes und wird durch unbewegliches Liegen im Bett erleichtert. Der Schmerz wird durch verschiedene Formen von Meningitis oder durch Eindringen nichtinfektiöser irritierender Substanzen in den Subarachnoidalraum, wie Blut (subarachnoidale Hämorrhagie), Luft (Pneumoenzephalographie) oder Röntgenkontrastmittel (Myelographie), verursacht.

Therapeutischer Ansatz

Die Behandlung dieser Kopfschmerzart wird kausal durchgeführt. Die Akupunkturtherapie kann zusätzlich angewandt werden, um den Schmerz zu erleichtern. Extrapunkt TAIYANG, G 20 und Di 4 beidseits sowie LG 20 werden ausgewählt. Die Nadel wird manuell oder elektrisch sehr stark stimuliert. Bei maximalem Nadelgefühl werden normale tonisierende und normale sedierende Manipulationen für ein bis zwei Minuten durchgeführt. Die Nadeln werden dann ungefähr eine Stunde belassen und dabei alle fünf bis zehn Minuten stimuliert, wenn der Schmerz sehr stark ist. Die Patienten werden einmal pro Tag behandelt. Eine Behandlungsperiode besteht aus acht Behandlungen. Falls der Patient auf die Akupunkturbehandlung nicht anspricht, wird sie abgesetzt.

1.4 Kopfschmerz, verursacht durch intrakranielle, raumfordernde Läsionen

Dies sind Kopfschmerzen, die durch intrakranielle Neoplasmen und Abszesse verursacht werden. Sie sind hauptsächlich eine Folge von Kompression oder Distorsion der Dura und der intrakraniellen Blutgefäße sowie von Veränderungen des intrakraniellen Drucks und manchmal Folge von direktem Druck auf sensible Nerven. Der Schmerz wird üblicherweise als klopfend oder berstend beschrieben. Er ist oft paroxysmal, vor allem in den Frühstadien. Er tritt hauptsächlich in der Nacht und am frühen Morgen auf. Mit der Zunahme des Tumors verlängern sich die Schmerzperioden bis der Schmerz schließlich dauernd wird. Er verschlimmert sich bei jeglicher Aktivität, die den intrakraniellen Druck steigert, z. B. körperliche Anstrengung, Aufregung, Niesen, Husten, sich nach vorne Überbeugen, Erbrechen, Pressen beim Stuhlgang. Oft ist der Schmerz am stärksten, wenn der Patient morgens aus dem Bett steigt. Der Schmerz kann durch die Körperhaltung beeinflußt werden. Er wird meist stärker, wenn der Patient liegt oder auf einer Seite liegt und kann beim Sitzen leichter werden.

Der Schmerz ist üblicherweise verbunden mit anderen Symptomen: der Steigerung des intrakraniellen Drucks wie Papillenödem und Erbrechen. Um die Diagnose intrakranieller Tumor zu stellen, ist es aber nicht notwendig, daß alle diese Symptome gleichzeitig auftreten.

Therapeutischer Ansatz

Die Behandlung dieser Kopfschmerzart ist kausal. Die Akupunkturtherapie kann als zusätzliche Therapie herangezogen werden, um den Schmerz zu erleichtern, vor allen Dingen, wenn der Tumor nicht operabel ist.

Es wird an den Punkten LG 20, Extrapunkt TAIYANG, Di 4 akupunktiert. Die Nadeln werden für eine Stunde belassen. Es wird täglich behandelt. Eine Behandlungsperiode dauert zehn Behandlungen. Bei dieser Kopfschmerzart darf nicht elektrisch stimuliert werden. Gleichzeitig kann an den Ohrakupunkturpunkten Stirn, Okziput und Unterkiefer mit Dauernadeln behandelt werden. Vier bis acht Ohrakupunkturbehandlungen werden in einer Behandlungsperiode durchgeführt. Falls der Patient auf die Akupunkturbehandlung nicht anspricht, wird sie abgesetzt.

1.5 Projizierter Kopfschmerz

Der Begriff Kopfschmerz wurde definiert als ein Auftreten von Schmerz oder Mißempfindung am oberen Teil des Kopfes von der Orbita bis zur Subokzipitalregion. Der Ort, an dem der Schmerz empfunden wird, muß nicht notwendigerweise gleich sein mit dem ursächlichen Körpergebiet. Der Schmerz kann sich auf einen anderen Körperteil projizieren (englisch: referred pain). Projizierter Schmerz wird als Schmerz definiert, der an einem anderen Ort als seinem Ursachenort empfunden wird. Schmerzhafte Störungen an extrakraniellen Strukturen können projizierten Kopfschmerz verursachen. Die Erklärung für projizierten Kopfschmerz liegt in der Tatsache, daß die zwei Gebiete durch dasselbe Nervensegment versorgt werden, z. B. kann ein Patient mit einer Herzerkrankung Schmerz an der linken Innenseite des Armes verspüren. Das zugehörige Nervensegment versorgt sowohl das Herz als auch die Innenseite des Armes.

Am Kopf können die Ursprungsorte des Schmerzes im Gesicht, den Zähnen oder im Nacken liegen. Die Untersuchung eines Patienten mit Kopfschmerz sollte deshalb die Untersuchung folgender Organe beinhalten:

Auge:	Glaukom, nichtkorrigierte Sehstörungen, Iritis, Neuritis des Nervus opticus, Störungen der Okulomotoren (Schielen).
Nase:	Nasenverstopfung und Sinusitiden.
Nasopharynx:	Nasopharyngeale Karzinome.
Mund:	Zahnkaries, retinierte Zähne, Parodontopathien.
Ohr:	Läsionen des Mittelohrs.
Arteria temporalis:	Arteriitis temporalis.
Nacken:	Zervikalspondylose.

Kopfschmerzen, die von Erkrankungen des Auges, der Nase, der Nasennebenhöhlen oder der Zähne ausgehen, können dem 5. Hirnnerv zugerechnet werden. Kopfschmerzen, die von Ohrerkrankungen in die Stirnregion oder den Hinterkopf projizieren, hängen aufgrund ihrer multiplen sensorischen Innervation mit Ästen des 5., 7., 9. und 10. Hirnnervs sowie den oberen Zervikalnerven zusammen.

Therapeutischer Ansatz

Die Therapie projizierten Kopfschmerzes ist kausal.

1.6 Klinische Forschungen über Akupunkturtherapie bei Kopfschmerzen

Klinische Behandlungsresultate mit Akupunktur

224 Fälle von Spannungskopfschmerz und vaskulären Kopfschmerzen wurden mit Akupunktur behandelt. Jeder Patient wurde neurologisch untersucht. Die Diagnose "vaskulärer und Spannungskopfschmerz" basierte auf klinischen Kriterien. Patienten mit organischen Erkrankungen wurden durch Labor und röntgenologische Untersuchungen ausgeschlossen. Bei allen Patienten konnten die Symptome durch westliche Medizin nicht verbessert werden.

Die Patienten wurden in drei Gruppen eingeteilt:

Gruppe A (64 Fälle), Gruppe B (53 Fälle) und Gruppe C (107 Fälle). Die Patienten der Gruppe A erhielten Körperakupunktur, die der Gruppe B Akupunktur mit Elektrostimulation und die der Gruppe C Ohrakupunktur. Die Behandlung war bei Gruppe A in 76,5% der Fälle, in Gruppe B bei 84,9% der Fälle und bei Gruppe C in 81,2% der Fälle erfolgreich.

Wirkung von Akupunktur auf die elektrische Leitfähigkeit von Ohrakupunkturpunkten bei Patienten mit Kopfschmerz

Es wurde die Beziehung zwischen Spannungsschmerz und der elektrischen Leitfähigkeit von Ohrakupunkturpunkten studiert. Das Experiment wurde an 42 Patienten im Alter von 19 bis 41 Jahren und einer Kontrollgruppe von 30 normal gesunden Untersuchungspersonen durchgeführt. Von den 42 Patienten hatten 17 schwere Kopfschmerzen (unerträglich), 19 mittlere Schmerzen (tolerierbar) und 6 leichte Schmerzen. Die elektrische Leitfähigkeit der Ohrakupunkturpunkte wurde mit einem Meßgerät in µA gemessen.

Die Ergebnisse zeigten eine Empfindlichkeit an den Punkten Okziput, Stirn und Unterkiefer, begleitet von einer Erhöhung der elektrischen Leitfähigkeit. Es ergaben sich signifikante Unterschiede zwischen den Mittelwerten der elektrischen Leitfähigkeit in der Kopfschmerzgruppe und in der Kontrollgruppe. Die Mittelwerte der Patienten mit schweren Kopfschmerzen waren höher als die der Patienten mit mittleren und leichten Kopfschmerzen. Auch hier konnte eine statistische Signifikanz festgestellt werden. Die Ergebnisse zeigten deutlich, daß die elektrische Leitfähigkeit direkt proportional zum Grad des Kopfschmerzes ist. Besonders erwähnt werden muß das Ergebnis, daß, wenn eine elektrische Leitfähigkeit von 100 µA als Kriterium für die Diagnose von Kopfschmerz herangezogen wird, die Verläßlichkeit dieses Kriteriums in Fällen von schwerem Kopfschmerz 95% erreicht.

Die Kopfschmerzpatienten wurden an den Ohrakupunkturpunkten Stirn, Okziput und Unterkiefer akupunktiert. 27 von 42 Patienten wurden schmerzfrei. Bei allen Patienten nahmen die Mittelwerte der elektrischen Leitfähigkeit nach der Behandlung ab. Es zeigten sich statistisch signifikante Unterschiede. Wir fanden, daß die Mittelwerte vor der Behandlung bei Patienten mit geringem Therapieeffekt höher waren als bei Patienten, die nach der Therapie schmerzfrei waren. Die Mittelwerte nach der Behandlung bei Patienten mit guter Therapiewirkung waren geringer als die Mittelwerte von Patienten mit geringerem Therapieeffekt.

Entsprechend den Ergebnissen der Studie besteht eine Beziehung zwischen Kopfschmerz und elektrischer Leitfähigkeit von Ohrakupunkturpunkten. Kopfschmerz bewirkt also eine Steigerung der elektrischen Leitfähigkeit an den Ohrpunkten Stirn, Okziput und Unterkiefer. Je stärker der Kopfschmerz, desto größer ist der Mittelwert der elektrischen Leitfähigkeit. Die elektrische Leitfähigkeit von Ohrakupunkturpunkten kann durch Akupunktur gesenkt werden. Es besteht ein signifikanter Unterschied zwischen den Mittelwerten der elektrischen Leitfähigkeit vor der Behandlung und nach der Akupunktur. Deshalb kann die elektrische Leitfähigkeit von Ohrakupunkturpunkten als ein objektiver Index herangezogen werden, um die klinische Wirkung von Ohrakupunktur vorauszusagen.

Wirkung von Akupunktur auf die Mikrozirkulation im Nagelfalz von Patienten mit Kopfschmerzen

Die Wirkung von Akupunktur mit Elektrostimulation auf die Mikrozirkulation im Nagelfalz wurde an 43 Patienten mit Spannungs- und vaskulären Kopfschmerzen beobachtet. Von den Patienten waren 26 Männer und 17 Frauen im Alter von 19 bis 58 Jahren. Von den 43 Patienten hatte einer schweren Kopfschmerz (unerträglich), 20 mittleren Kopfschmerz (erträglich) und 22 leichten Kopfschmerz. 100 gesunde Untersuchungspersonen dienten als Kontrollgruppe (50 Männer und 50 Frauen); 76 Personen der Kontrollgruppe waren unter 30 Jahre, 24 Personen der Kontrollgruppe über 30 Jahre alt. Insgesamt 11 Parameter der Mikrozirkulation im Nagelfalz wurden vor und 15 Minuten nach der Akupunkturbehandlung mit Elektrostimulation analysiert. Diese Werte wurden mit den Werten der Kontrollgruppen verglichen.

Mit Ausnahme der Zahl der kapillären Windungen und des Durchmessers der afferenten Äste der kapillären Windungen bestanden signifikante Unterschiede zwischen Patienten und Kontrollgruppe. Verglichen mit der Kontrollgruppe hatten die Kopfschmerzpatienten eine deutlich dunklere Farbe des Blutes, schlechteren Blutfluß, eine unregelmäßigere Anordnung der kapillären Windungen, unregelmäßigere Formen der kapillären Windungen, einen höheren Anteil abnormer kapillären Windungen, engere Windungsspitzen, einen größeren Durchmesser der afferenten Äste und einen langsameren Blutfluß. Aufgrund der Untersuchungsergebnisse kommen wir zu der Annahme, daß die Veränderungen der Mikrozirkulation im Nagelfalz zur Beurteilung von Patienten mit Spannungs- und vaskulären Kopfschmerzen herangezogen werden kann.

Nach der Akupunktur verbesserten sich die Schmerzen bei den Patienten mit starken Kopfschmerzen deutlich; von den 20 Patienten mit mittleren Kopfschmerzen verbesserten sich die Schmerzen in 11 Fällen und verschwanden die Schmerzen in 7 Fällen; bei den

18 Fällen von leichten Kopfschmerzen verschwanden die Schmerzen. Die Wirksamkeitsrate insgesamt war 86%. Unter den 11 Parametern der Mikrozirkulation im Nagelfalz zeigten sich nur Veränderungen bei der Flußgeschwindigkeit. Bei allen Patienten war die Flußgeschwindigkeit unabhängig vom Behandlungserfolg gesteigert.

Entsprechend der TCM sind Spannungs- und vaskuläre Kopfschmerzen u. a. eine Folge von Stauung des Blutes. Unser Experiment zeigte, daß von den 11 Parametern der Mikrozirkulation im Nagelfalz, neun signifikante Unterschiede zwischen Patienten und gesunden Untersuchungspersonen aufwiesen. Die Geschwindigkeit der Mikrozirkulation war nach Akupunkturbehandlung erhöht. Die Akupunkturwirkung, entsprechend der Traditionellen Chinesischen Medizin, ist die Förderung des Flusses von QI und Blut in den Leitbahnen, die Regulierung von QI und Blut und die Aufhebung von Blutstauungen in den Nebengefäßen. Durch die Akupunkturbehandlung erhielten wir befriedigende Resultate in Verbindung mit der Steigerung der Flußgeschwindigkeit der Mikrozirkulation im Nagelfalz. Diese Ergebnisse zeigen, daß die Aussagen der Traditionellen Chinesischen Medizin, obwohl sie oft mystisch und unwissenschaftlich erscheinen, sich doch auch auf physiologische Phänomene beziehen.

Wirkung von Akupunktur auf Erythrozyten-Acetylcholinesterase (E-AchE) bei Patienten mit Kopfschmerzen

Die Wirkung von Ohrakupunktur auf E-AchE wurde bei 65 Patienten mit Spannungs- und vaskulären Kopfschmerzen untersucht (43 Männer und 22 Frauen im Alter von 12 bis 62 Jahren). 55 Patienten hatten zum Zeitpunkt der Untersuchung Schmerzen; 10 Patienten waren gerade schmerzfrei. Von den 55 Schmerzpatienten hatten 5 Patienten schwere Schmerzen (unerträglich), 30 Patienten mittlere Schmerzen (erträglich) und 20 Patienten leichte Schmerzen. Alle 65 Patienten wurden mit Ohrakupunktur behandelt. Die Punkte Stirn, Schläfe, Unterkiefer, Okziput, Subkortex und SHENMEN wurden akupunktiert. Die Nadeln wurden für 15 Minuten belassen. Die E-AchE wurde vor und nach der Behandlung bestimmt.

Sofortige therapeutische Wirkungen:

1. Patienten mit schweren Schmerzen (5 Fälle):
   Die Schmerzen wurden mittel bei 2 Patienten, leicht bei 2 Patienten. Keine Verbesserung bei einem Patient.
2. Patienten mit mittleren Schmerzen (30 Fälle):
   Die Schmerzen wurden leicht bei 21 Patienten, die Schmerzen verschwanden bei 4 Patienten. Keine Verbesserung bei 5 Patienten.
3. Patienten mit leichten Schmerzen (20 Fälle):
   Keine Verbesserung in 8 Fällen. Der Schmerz verschwand in 12 Fällen.

Die Wirksamkeitsrate war insgesamt 76,4% (42 von 55 Fällen). Patienten, die zum Zeitpunkt der Behandlung keine Schmerzen hatten, blieben auch nach der Behandlung schmerzfrei.

Bei den 42 Patienten mit guten Behandlungsergebnissen sank der Mittelwert der E-AchE-Aktivität innerhalb 15 Minuten nach der Akupunkturbehandlung signifikant. Die E-AchE-Aktivität zeigte eine Tendenz des Ansteigens in den Fällen mit schlechten Behandlungsergebnissen. Dieses Ansteigen war aber nicht statistisch signifikant. Patienten, die zum Zeitpunkt der Behandlung keine Schmerzen hatten, zeigten keine Veränderungen des Mittelwerts der E-AchE-Aktivität nach der Akupunktur.

Wir haben auch die Wirkung von Akupunktur mit Elektrostimulation auf E-AchE untersucht und bei Patienten mit Spannungs- und vaskulären Kopfschmerzen die gleichen Ergebnisse erhalten. Die Ergebnisse lassen vermuten, daß das parasympathische Nervensystem eine modulierende Wirkung hat und eine Rolle bei der Verbesserung von Kopfschmerzen spielt.

Die Wirkung von Akupunktur auf Plasma-Dopamin-β-Hydroxylase (Plasma-DBH) bei Patienten mit Spannungs- und vaskulären Kopfschmerzen

Die Wirkung von Körperakupunktur auf Plasma-DBH wurde an 64 Patienten mit Spannungs- und vaskulären Kopfschmerzen studiert (36 Männer und 28 Frauen im Alter von 18 bis 49 Jahren). Von den 64 Patienten hatten 9 mittlere Schmerzen und 55 leichte Schmerzen. Es wurde an den Punkten Di 4, Extrapunkt TAIYANG, G 20 und G 14 akupunktiert und wie oben beschrieben manipuliert. Die Nadeln wurden 15 Minuten belassen. Plasma-DBH wurde vor und nach der Akupunktur gemessen. Ebenso Blutdruck und Pulsfrequenz.

Die unmittelbaren therapeutischen Wirkungen waren:
1. Der Schmerz verschwand oder erleichterte sich in 49 Fällen (76,5%).
2. Keine Verbesserung in 15 Fällen (23,5%).

Bei den 49 Fällen mit guten Behandlungsergebnissen zeigte die mittlere DBH-Aktivität eine abnehmende Tendenz nach der Akupunktur. Bei den 15 Fällen ohne Behandlungserfolg zeigte sich eine Tendenz des Ansteigens. Der systolische Blutdruck und die Pulsfrequenz waren bei den Patienten mit gutem Behandlungserfolg signifikant erniedrigt.

Wir fanden außerdem, daß die mittlere DBH-Aktivität bei Patienten mit Spannungs- und vaskulären Kopfschmerzen nach der Injektion von traditionell chinesischen Arzneimitteln in Akupunkturpunkte abnahm. Diese Abnahme der Plasma-DBH zeigte sich auch bei Kopfschmerzpatienten nach Injektion von 20-prozentiger Lösung aus Radix Angelicae sinensis in die SHU-Rückenpunkte (Blasenmeridian). Es ist bekannt, daß DBH hauptsächlich vom sympathischen Nervensystem gesteuert werden und es sich dabei um ein Enzym der Biosynthese von Norepinephrinen handelt. Dies läßt schließen, daß die Akupunkturwirkung in diesem Fall über das sympathische Nervensystem übertragen wird.

Kapitel 2

Neuralgie

Der Begriff "Neuralgie" bezieht sich auf Schmerzen entlang des Verlaufs eines Nervs und ist durch paroxysmale Schmerzattacken charakterisiert. Unglücklicherweise wird der Begriff durch Patienten und manchmal auch durch Ärzte benutzt, um obskure Mißempfindungen zu beschreiben. Es handelt sich bei der Neuralgie um eine chronische Störung des Nervs. Vor der Diagnosestellung "Neuralgie" müssen eine pathologische Nervenverletzung, projizierter Schmerz aus einem inneren Organ und neurotische Störungen ausgeschlossen werden. Bei der Neuralgie treten oft histopathologische Veränderungen auf. Körperliche, neurologische, radiologische und computertomographische Untersuchungen sowie Elektroenzephalographie (EEG), Laboruntersuchung und Untersuchungen des Liquors müssen vorgenommen werden.

Zur Akupunkturbehandlung eignen sich vor allem Trigeminusneuralgie, Okzipitalneuralgie Herpes zoster und Postzosterneuralgie.

2.1 Trigeminusneuralgie

Die Trigeminusneuralgie ist charakterisiert durch paroxysmale Schmerzattacken, die einen oder mehrere Äste des Trigeminusnerven betreffen. Die Ursache der Erkrankung ist nicht bekannt. Auch über die Pathologie und den Mechanismus der Erkrankung wissen wir nicht viel. Da der zweite und dritte Ast oft betroffen sind, werden die Zähne häufig für den Schmerz verantwortlich gemacht. Extraktionen eines oder sogar aller Zähne sind nicht unüblich. Bei der echten Trigeminusneuralgie kann mit Hilfe neurologischer Tests keine neurologische Läsion gefunden werden. Männer und Frauen sind gleich häufig betroffen. Besonders oft tritt sie bei Erwachsenen mittleren Alters auf. Trigeminusneuralgie bei älteren Menschen ist selten.

Die Trigeminusneuralgie ist die stärkste kraniofaziale Schmerzart. Der Beginn ist plötzlich. Der Schmerz schießt blitzartig ein und dauert oft nur ein paar Sekunden. Aber meistens folgt eine Schmerzserie unmittelbar auf die nächste. Im zweiten Ast strahlt der Schmerz entlang des Oberkiefers, im dritten Ast entlang des Unterkiefers aus. Der erste Ast ist selten betroffen; wenn doch, strahlt der Schmerz über die Stirn aus. Eine Schmerzattacke kann durch Bewegungen des Gesichts oder durch Berührung bestimmter Teile des Gesichts ausgelöst werden. Der Schmerz kann auch beim Essen, Rasieren, Lachen oder sogar Sprechen und Waschen des Gesichts auftreten.

Die Trigeminusneuralgie kann beidseitig auftreten, aber nie sind beide Seiten gleichzeitig schmerzend. Die Attacke kann nur für wenige Tage oder für einige Wochen, Monate oder sogar Jahre auftreten, falls nicht behandelt wird. Nicht selten kommt es zu Remissionen.

Akupunkturbehandlung

Auswahl der Akupunkturpunkte:

Die Hauptpunkte werden entsprechend des Schmerzortes, z.B. des betroffenen Astes ausgewählt. Drei bis fünf Punkte werden in einer Sitzung gestochen.

Erster Ast des Trigeminusnerves:

M 8, B 2, 3E 23, Extrapunkt TAIYANG, G 14

Zweiter Ast des Trigeminusnerves:

M 2, M 1, M 7, Di 20, Dü 18

Dritter Ast des Trigeminusnerves:

M 4, M 6, M 7, KG 24

Zur Unterstützung werden zwei bis drei zusätzliche Punkte ausgewählt:

Zur Zerstreuung des Windes: G 20, 3E 17

Zur Tonisierung: MP 6, M 36, LG 2, L 3, Di 4

Zur Linderung der Symptome sollten die o.a. Punkte ausreichend sein. Aber manchmal ist eine Kombination von Punkten notwendig, da die Trigeminusneuralgie ein sehr schmerzhafter Zustand ist. Der Patient hat häufig mentalen Streß. Deshalb werden die Punkte B 15 (SHU-Rückenpunkt des Herzens) oder entsprechende Punkte akupunktiert, um den therapeutischen Effekt zu verstärken, besonders in Fällen mit langandauernder Erkrankung.

Nadelmanipulationen

Die Punkte werden gestochen, um das Nadelgefühl zu erreichen. Dann wird die Nadel durch Heben und Senken sowie Rotieren entgegengesetzt des Uhrzeigersinns in einer Frequenz von 120 pro Minute für ein bis zwei Minuten manipuliert. Abschließend werden die Nadeln an ein elektrisches Stimulationsgerät angeschlossen. Dieses Gerät wird auf einen intermittierenden Strom mittlerer Intensität und eine Frequenz von 3 Hertz für 30 Minuten eingestellt.

Der Patient wird täglich behandelt; eine Behandlungsperiode besteht aus zehn Behandlungen. Wenn irgendein Fortschritt erreicht wird, wird eine weitere Behandlungsperiode verordnet. Falls eine bestimmte Kombination von Akupunkturpunkten zehnmal ohne Ergebnis bleibt, werden andere Punkte ausgewählt.

Fallbeispiel

Eine 43jährige Patientin stellte sich mit paroxysmalen, schweren Schmerzen im rechten, unteren Teil des Gesichts vor, die seit zwei Jahren andauerten. Die Schmerzen begannen im Unterkiefer und strahlten dann in den Oberkiefer aus. Der Beginn einer Attacke war plötzlich und dauerte nur ein paar Sekunden. Dann verschwand er vollständig. Aber es folgten Serien solcher Schmerzattacken aufeinander. Die Anzahl der Attacken variierte von ein paar wenigen pro Tag bis zu einem Anfall pro Minute. Manchmal riß sie der Schmerz aus dem Schlaf hoch. Eine Attacke konnte durch Sprechen, Essen, Zähneputzen oder

Waschen des Gesichts ausgelöst werden. Die Zähne waren für die Schmerzen verantwortlich gemacht , und vier Zähne extrahiert worden. Der Schmerz sprach nicht auf die Behandlung mit Carbamazepin an. Die Patientin gab an, daß dies der "schlimmste Schmerz" auf der Welt wäre.

Die Untersuchung ergab keinen wichtigen Befund. Während einer Schmerzattacke hielt sich die Patientin plötzlich das Gesicht und blickte für ein bis zwei Minuten ängstlich. Das Berühren des rechten Mundwinkels konnte eine Schmerzattacke auslösen.

Dies ist ein typischer Fall von Trigeminusneuralgie des zweiten und dritten Astes.

Therapie und Verlauf

Die Patientin wurde w.o. angeführt behandelt. M 7, M 2, M 6, M 4, G 20, MP 6, M 36 wurden akupunktiert. Die Patientin bekam zehn Behandlungen. Die Attacken verschwanden nach der achten Behandlung.

Nachuntersuchung

Nach einem Jahr war die Patientin noch immer frei von Schmerzattacken.

2.2 Okzipitalneuralgie

Ausstrahlender Schmerz vom Nacken entlang des Hinterkopfes zum Scheitel ist sehr häufig. Der Begriff "Okzipitalneuralgie" wird deshalb oft benutzt. Ob die Okzipitalneuralgie primär idiopathisch und damit eine eigenständige Erkrankung darstellt, ist fraglich. Schmerz in der Okzipitalregion ist viel öfter symptomatisch. Grundlegende Zustände sind Erkrankungen der Halswirbelsäule, Myositis, Osteoarthritis oder Tumoren des Foramen magnum, des Rückgrats und sogar schwerwiegende intrakranielle Erkrankungen. Für die Behandlung ist es sehr wichtig, diese grundlegenden Ursachen auszuschließen, bevor die Diagnose "Okzipitalneuralgie" gestellt werden kann.

Der Schmerz ist häufig beidseits. Normalerweise ist er konstant, kann aber auch paroxysmal und einschießend sein. Er strahlt vom Nacken zum Scheitel und in die Region hinter dem Ohr aus. Er ist sehr stark. Niesen und Husten oder Lachen können den Schmerz verschlimmern. Der Patient hält oft seinen Nacken steif. Es kann eine Hyperästhesie über dem Gebiet des Okziputs bestehen. Eine Empfindlichkeit der Austrittspunkte der Okzipitalnerven unter der Protuberantia occipitalis ist häufig.

Akupunkturbehandlung

Auswahl der Punkte

Hauptpunkte:

G 20, B 10, HUATUOJIAJI C2, C3, C4 (diese Gruppe von Extrapunkten liegt auf beiden Seiten des Rückgrats an der äußeren Grenze eines jeden Processus spinosus. Dort senkrecht entlang der lateralen Seite des Processus spinosus einstechen.)

Zusätzliche Punkte:

B 7, B 6

Vier bis sechs Punkte werden gleichzeitig akupunktiert.

Nadelmanipulation

Am Punkt G 20 wird senkrecht in Richtung des Jochbeins der Gegenseite eingestochen. Eine Stichtiefe von 1 bis 1,5 cm ist ausreichend. An den Punkten B 6 und B 7 wird in Richtung des Schmerzgebietes gestochen. An den HUATUOJIAJI-Punkten wird die Nadel in der subkutanen Schicht parallel zur Wirbelsäule nach kaudal eingestochen.

Die Nadeln werden manipuliert, bis das Nadelgefühl erreicht ist. Dann wird sie durch Heben und Senken sowie Rotieren gegen den Uhrzeigersinn für 1 bis 2 Minuten mit einer ungefähren Frequenz von 120 pro Minute manipuliert. Danach werden die Nadeln an das elektrische Stimulationsgerät angeschlossen. Ein intermittierender Strom mit einer mittleren Intensität und einer Frequenz von 2 Hertz wird für 30 Minuten eingeschaltet.

Der Patient wird täglich behandelt; eine Behandlungsperiode besteht aus zehn Behandlungen.

Falls irgendein Behandlungserfolg eintritt, wird eine weitere Behandlungsperiode verordnet. Falls eine Kombination von Akupunkturpunkten über vier Behandlungssitzungen ohne Erfolg bleibt, werden die Punkte gewechselt. Im allgemeinen reichen ein bis zwei Behandlungsperioden, um den gewünschten Erfolg zu erreichen.

Fallbeispiel

Ein 56jähriger Mann stellte sich mit Kopfschmerzen am Okziput vor, die seit 6 Monaten andauerten. Der Schmerz war stark, dumpf und konstant mit paroxysmalen Verschlimmerungen bei Bewegung des Kopfes. Er strahlte in die Scheitelregion aus. Der Patient hielt immer seinen Nacken steif. Schmerzmittel konnten den Schmerz nicht lindern.

Die körperliche, neurologische, röntgenologische Untersuchung, die Laboruntersuchung und die Untersuchung des Liquors ergaben keine Befunde. Nur die Nervenaustrittspunkte der Okzipitalnerven waren empfindlich.

Dies war ein typischer Fall von Okzipitalneuralgie.

Therapie und Verlauf

Der Patient wurde w. o. angegeben behandelt.

Punktauswahl:

G 20 beidseits, rechter HUATUOJIAJI C2, linker HUATUOJIAJI C3 und B 7 beidseits. Der Patient wurde täglich behandelt. Der Schmerz nahm nach der vierten Behandlung allmählich ab. Es bestand nach der ersten Behandlungsperiode noch immer ein leichter Schmerz. Eine zweite Behandlungsperiode wurde fünf Tage nach dem Ende der ersten Behandlungsperiode angeschlossen. Der Schmerz verschwand nach der vierten Behandlung der zweiten Behandlungsperiode.

Nachuntersuchung

Nach acht Monaten war der Patient noch immer schmerzfrei.

2.3 Herpes zoster und Postzoster-Neuralgie

Herpes zoster ist eine Viruserkrankung. Der Virus befällt die hintere Wurzel, die Spinalganglien und das Hinterhorn des Rückenmarks. Leichter bis schwerer Schmerz kann die Eruption begleiten. Der Schmerz kann nach dem Verschwinden der Hauteruptionen bestehen bleiben. Wenn der Schmerz länger als einen Monat nach Beginn der Hautbläschen anhält, wird die Diagnose "Postzosterneuralgie" gestellt.

Der Postzosterschmerz bleibt einseitig, andauernd schwer und ist von brennendem, stechendem oder bohrendem Charakter. Er ist das Ergebnis der Bildung von Narbengewebe im betroffenen Körpergebiet. Dieser Schmerz stellt ein schwieriges therapeutisches Problem dar. Üblicherweise sind Personen im mittleren und höheren Alter betroffen. Die Zahl erkrankter Männer und Frauen ist gleich. Herpes zoster kann symptomatisch auftreten und mit anderen Erkrankungen einhergehen: maligne Erkrankungen, Tuberkulose, Verletzungen usw.

Akupunkturbehandlung

Auswahl der Punkte

Hauptpunkte:

Umstechende Methode:
Das betroffene Hautgebiet wird im Abstand von 2,5 cm entlang des Randes der Hauteruptionen und mit der Nadelspitze in Richtung des Zentrums der Hautläsion umstochen.
Es werden die SHU-Rückenpunkte des Blasenmeridians entsprechend des betroffenen Nerven gestochen.

Zusätzliche Punkte zur Tonisierung:

M 36, MP 6, LG 20, L 3

Nadelmanipulation

Die Nadel wird gegen den Uhrzeigersinn rotiert, bis das Nadelgefühl erreicht wird. Dann werden die Nadeln an ein elektrisches Stimulationsgerät angeschlossen. Ein intermittierender Strom mittlerer Intensität wird für 30 Minuten in einer Frequenz von 2 Hertz zugeschaltet.

Es wird täglich oder jeden zweiten Tag behandelt; eine Behandlungsperiode besteht aus zehn Behandlungen.

Fallbeispiel

Eine 60jährige Frau kam mit Schmerzen in der Brust und im mittleren Rückenbereich, die seit vier Tagen bestanden. Sie war zuvor in gutem Gesundheitszustand gewesen. Der plötzliche Beginn des Schmerzes hatte eine Herzerkrankung vermuten lassen. Das EKG war aber normal gewesen. Wenige Stunden danach war der Schmerz in den mittleren Rückenbereich gefolgt. Der Schmerz war bohrend, brennend und unerträglich. Er beeinträchtigte ihren Schlaf. Zwei Tage später waren Herpes-zoster-Eruptionen am Rücken gefunden worden. Sie war mit konventionellen Methoden erfolglos behandelt worden.

Dies ist ein typischer Fall von Herpes zoster.

Therapie und Verlauf

Die Patientin wurde mit der umstechenden Methode behandelt. Zehn Nadeln wurden um die Herpes-Läsion herum plaziert. Die Nadelspitzen wurden auf das Zentrum der Hautläsion gerichtet. Nach Erreichen des Nadelgefühls wurde das elektrische Stimulationsgerät angeschlossen. Die Stromintensität verursachte ihr keine Schmerzen. Jeder Punkt wurde für 30 Minuten stimuliert. Zusätzlich wurden M 36 und MP 6 akupunktiert. Die Patientin wurde in der ersten Woche täglich behandelt; dann im Abstand von zwei Tagen. Nach drei Behandlungen fühlte sie sich bereits besser. Der Schmerz war deutlich abgeklungen. Nach acht Behandlungen verschwand der Schmerz ganz. Sie erhielt insgesamt 15 Behandlungen.

Nachuntersuchung

Nach einem Jahr war die Patientin schmerzfrei geblieben.

2.4 Glossopharyngeusneuralgie

Die Glossopharyngeusneuralgie ist selten. Es ist wichtig festzustellen, daß sie oft mit der Trigeminusneuralgie verwechselt wird. Sie zeigt viele Ähnlichkeiten zur Trigeminusneuralgie, aber ihre Lokalisation ist anders. Sie kann in allen Gebieten auftreten, die vom 9. und 10. Gehirnnerv versorgt werden.

Es sind betroffen: Kehle, hinteres Drittel der Zunge, ausstrahlend in die Ohrregion der gleichen Seite, manchmal ausstrahlend in den Kiefer und in den Nacken. Der Schmerz kann sich manchmal auf den Pharynx oder die Ohrregion allein beschränken Triggerzonen können sich an der Zungenbasis, an den Fossae tonsillares und oder im äußeren Gehörgang befinden.

Der Schmerz ist genauso schwer wie bei der Trigeminusneuralgie. Er tritt anfallsartig auf und dauert wenige Sekunden bis Minuten. Pro Tag können viele Schmerzattacken auftreten. Remissionen sind häufig und die Attacken tendieren dazu, im Verlaufe der Erkrankung länger zu dauern. Zwischen den Attacken fühlt sich der Patient gesund, obwohl er in Angst vor den nächsten Schmerzattacken lebt. Die Anfälle können durch Schlucken, manchmal durch Sprechen, Gähnen, durch Einstecken des Fingers in den äußeren Gehörgang oder sogar durch Kopfbewegung ausgelöst werden. Essen und Trinken werden nahezu unmöglich. Deshalb können diese Patienten ernsthaft dehydriert und kachektisch werden.

Die Neuralgie kann als Ursache eine Kompression des Nerven durch einen Tumor am zerebellopontinen Winkel oder ein Aneurysma haben. Eine Beteiligung anderer Hirnnerven und Hirnstrukturen ist nachgewiesen. Ebenso können Tumoren am Foramen jugulare, an der Basis der Kopfhaut, im Nasopharynx und an den Tonsillen sowie tonsilläre Abszesse und Arachnoiditis die Glossopharyngeusneuralgie verursachen. Eine große Anzahl von Fällen tritt infolge von akuten Entzündungen der Kehle auf. In den meisten Fällen kann allerdings eine präzise Ursache nicht bestimmt werden. Die Sensibilität der betroffenen Zonen ist nicht beeinträchtigt.

Akupunkturbehandlung

Auswahl der Akupunkturpunkte

Es wird Ohrakupunktur angewandt.

Hauptpunkte (zwei Punktkombinationen):

1. Pharynx, DreiErwärmer (3E)
2. Trachea, Tonsillen, Zunge

Zusätzliche Punkte (zwei Punktkombinationen):

1. Gehirnstamm, sympathisches Nervensystem, SHENMEN
2. Gehirn, Okziput

Nadelmanipulation

Die Ohrakupunkturpunkte werden mit Dauernadeln zweimal pro Woche behandelt. Die zwei Punktkombinationen werden abwechselnd angewandt. Anstatt Nadeln können auch kleine Stückchen von getrockneten Bohnen, 1 bis 2 mm im Durchmesser, mit Pflastern über die Akupunkturpunkte geklebt werden. Wir ziehen diese kleinen Stückchen getrockneter Bohnen den Dauernadeln vor, da sie weniger schmerzhaft sind. Der Patient kann sie während der Attacken massieren und es besteht keine Entzündungsgefahr der Haut über den Akupunkturpunkten.

Eine Behandlungsperiode besteht aus acht bis zehn Behandlungen. Falls irgendein Behandlungserfolg eintritt, wird eine weitere Behandlungsperiode verordnet.

Fallbeispiel

Ein 50jähriger Mann wurde wegen anfallsartiger Schmerzen in der Kehle seit zwei Monaten überwiesen. Der Schmerz war stechend und setzte plötzlich ein. Er wurde durch Schlucken von Nahrung und Flüssigkeit, sogar von Speichel, verschlimmert; aber er war nur von sehr kurzer Dauer. Der Patient hatte mehrere Attacken pro Tag. Der Schmerz betraf nicht nur die Kehle, sondern strahlte auch in das rechte Ohr aus. Analgetika zeigten keine Wirkung. Die klinische Untersuchung ergab normale Befunde.

Dieser Patient zeigte einen der Trigeminusneuralgie ähnlichen anfallsartigen Schmerz. Der einzige Unterschied zur Trigeminusneuralgie war die Lokalisation des Schmerzes. Dies war ein typischer Fall von Glossopharyngeusneuralgie.

Therapie und Verlauf

Der Patient wurde w.o. beschrieben behandelt.

Die Ohrpunkte wurden mit kleinen Stückchen von getrockneten Bohnen überklebt und vom Patienten dreimal pro Tag massiert. Der Patient wurde alle zwei Tage behandelt. Nach der dritten Behandlung zeigten die Schmerzattacken Tendenz zum Abklingen. Sie wurden weniger häufig und leichter. Nach der achten Behandlung verschwanden die Schmerzen.

Nachuntersuchung

Nach sechs Monaten war der Patient schmerzfrei geblieben.

2.5 Genikulatumneuralgie

Synonyme für Genikulatumneuralgie sind Neuralgie des Nervus intermedius, Neuralgie des Nervus facialis, Tic doloreux der Corda tympani und Tic doloreux des Nervus intermedius. Diese Neuralgieform ist noch seltener als die Glossopharyngeusneuralgie. Die Differentialdiagnostik zur Glossopharyngeusneuralgie ist sehr schwierig.

Anatomie

Die anatomische Basis für diese Neuralgieart liegt im 7. Hirnnerv, dessen sensorische Wurzel der Nervus intermedius ist. Dieser Nerv trägt Schmerzfasern aus den Neuronen im Ganglion geniculatum, die in den Tractus spinalis des Nervus trigeminus eintreten. Dort enden auch die Schmerzfasern des Nervus glossopharyngeus und des Nervus vagus. Diese Fasern steigen mindestens bis zum Hinterhorn des dritten Zervikalsegments ab.

Das periphere Versorgungsgebiet ist variabel und beinhaltet die Membrana tympanica, die Wände des Gehörgangs, den Meatus externus, die Concha, den Tragus, den Antitragus und die Anthelix der Ohrmuschel. Der Nerv versorgt auch den weichen Gaumen, den Rachen und den Nasopharynx sowie die propriozeptiven Afferenzen aus den Gesichtsmuskeln und Sehnen. Der Nerv teilt sich die Versorgung des Ohrs mit dem Nervus vagus und dem Nervus glossopharyngeus. Aufgrund dieser Versorgungsnachbarschaft ist die Unterscheidung zwischen Glossopharyngeusneuralgie und Genikulatumneuralgie schwierig.

Klinisches Bild

Mit Ausnahme des Unterschieds in der Lokalisation ist der Schmerz der gleiche wie bei der Trigeminusneuralgie. Er ist üblicherweise begrenzt auf die tiefen Teile des Ohrs, des äußeren Gehörgangs, aber auch manchmal genau vor oder genau hinter dem Ohr. Der Schmerz kann in die Mastoid-Region, den weichen Gaumen, die Kehle, den Nacken oder die Kiefer ausstrahlen. Oft tritt eine schmerzhafte Sensation auch bei tiefen Druck im Gesicht, der Nase, der Wange oder hinter dem Auge auf. Über eine Triggerregion am Ohr wurde berichtet.

Akupunkturbehandlung

Hunt erweiterte den Begriff "Genikulatumneuralgie" um einen weiten Bereich schmerzhafter Zustände des Gesichts und des Kopfes und klassifizierte sie als primär, sekundär und reflektorisch. Als sekundäre und reflektorische Neuralgien bezeichnete er jene, die durch zusätzliche Irritationen, wie z.B. Karies der Zähne oder tiefe Geschwüre am Nasopharynx, verursacht werden. Hier wird die Akupunkturbehandlung der primären Genikulatumneuralgie und der Postzosterneuralgie berücksichtigt.

Punktauswahl

Der Schmerz kann über die anatomischen Grenzen der sensorischen Versorgung des 7. Hirnnerv hinausreichen, z.B. eine Seite des Nackens, des Okziputs, des Scheitels oder der Stirn. Die Ausstrahlung des Schmerzes in diese Regionen könnte durch Anastomosen zwischen dem Nervus facialis und dem Nervus auricularis major, des Nervus cervicalis cutaneus und des Nervus occipitalis, die alle Äste des Plexus cervicalis darstellen, vermittelt werden. Die zentrale Endigung der Schmerzfasern des Nervus facialis im Tractus spinalis des Nervus trigeminus stellt einen wichtigen Mechanismus für die Ausstrahlung des Schmerzes in andere Gebiete als den Nacken dar. Alle diese Fakten sollten berücksichtigt werden, wenn bestimmte Akupunkturpunkte ausgewählt werden.

Ohrakupunktur:

- Hauptpunkte (zwei Punktkombinationen):
  1. 3E, Pharynx, Stirn, sympathisches Nervensystem
  2. Nervus temporalis, äußeres Ohr, Gehirn
- Zusätzliche Punkte (zwei Punktkombinationen):
  1. Mund, Gesicht, SHENMEN, Nacken
  2. Unterkiefer, Okziput, Gehirnstamm

Punkte zur Elektrostimulation:

- Hauptpunkte:
  - Dü 19, L 3, 3E 20, G 12, 3E 21, H 7

Zusätzliche Punkte

G 20, LG 20, Extrapunkt TAIYANG, Di 4, HUATUOJIAJI C2, C3

In jeder Sitzung werden sechs bis acht Punkte behandelt.

Nadelmanipulation

Die Ohrakupunkturpunkte werden mit Dauernadeln zweimal pro Woche stimuliert. Die zwei Punktkombinationen der Ohrakupunkturpunkte werden abwechselnd angewandt. Wir bevorzugen kleine Stücke getrockneter Bohnen, die über die Akupunkturpunkte geklebt werden. Eine Behandlungsperiode besteht aus 8 bis 10 Behandlungen. Falls der Behandlungserfolg ausbleibt, wird eine weitere Behandlungsperiode verordnet.

Bei der Elektrostimulation werden die Nadeln zunächst am Akupunkturpunkt eingestochen und manuell durch Heben und Senken sowie Rotieren gegen und im Uhrzeigersinn manipuliert, bis das Nadelgefühl erreicht ist. Dann werden die Nadeln an das elektrische Stimulationsgerät angeschlossen. Es wird ein intermittierender Strom mittlerer Intensität für ca. 30 Min. eingestellt. Die Patienten werden täglich oder jeden zweiten Tag behandelt; eine Behandlungsperiode umfaßt 10 Behandlungen. Bei irgendeinem Behandlungserfolg wird eine weitere Behandlungsperiode angefügt.

In manchen Fällen ist die Kombination von Ohrakupunktur und gleichzeitiger elektrischer Stimulation besser als Ohrakupunktur und Elektrostimulation alleine.

Fallbeispiel

Ein 46jähriger Arbeiter klagte über Schmerzen im linken Ohr seit 2 Monaten. Er hatte Attacken von plötzlich einsetzenden, unerwarteten, paroxysmalen Schmerzen am linken Ohr, in Verbindung mit starker Rötung der Ohrmuschel. Ein Anfall dauerte von wenigen Sekunden bis wenigen Minuten. Eine Serie von Anfällen dauerte eine halbe Stunde oder mehr. Zwischen den Anfällen war er vollkommen symptomfrei. Der Schmerz war scharf und brennend. Er begann im äußeren Gehörgang und strahlte nach und nach in die linke Seite des Nackens und des Okziputs aus. Die Schmerzattacken wurden häufiger und dauerten länger. Der Patient berichtete, daß er seit über einer Woche nicht einen einzigen schmerzfreien Tag hatte. Analgetika konnten den Schmerz nicht erleichtern.

Die klinische Untersuchung ergab einen Triggerpunkt am äußeren Gehörgang, war aber sonst ohne Befund. Mit Ausnahme der Lokalisation der Schmerzen erinnerte dieser Fall an eine Trigeminusneuralgie. Aufgrund der Lokalisation handelte es sich aber um eine Genikulatumneuralgie.

Therapie und Verlauf

Der Patient wurde w.o. beschrieben behandelt. Die zwei Punktkombinationen der Ohrakupunkturpunkte wurden abwechselnd zweimal pro Woche behandelt. Zwischen zwei Behandlungen war eine Behandlungspause von einem Tag.

Die beiden Punktkombinationen der Ohrakupunktur waren:

1. DreiErwärmer, äußeres Ohr, Gehirn, Okziput, SHENMEN
2. Gehirn, Nacken, Gesicht, sympathisches Nervensystem, Schläfe

Nach zwei Behandlungen zeigte sich noch keine deutliche Verbesserung der Beschwerden.

Deshalb wurde zusätzlich mit Elektrostimulation dreimal pro Woche an folgenden Punkten behandelt:

Dü 19, G 20, H 7, 3E 20, HUATUOJIAJI links C3, C5 und rechts C4, C6

Nach zwei Behandlungswochen war die Häufigkeit der Schmerzattacken verringert. Nach sechs Wochen verschwand der Schmerz vollständig.

Nachuntersuchung

Ein Jahr nach Ende der Akupunkturtherapie waren keine weiteren Schmerzattacken aufgetreten.

2.6 Atypische Gesichtsschmerzen

Atypische Gesichtsschmerzen dürfen nicht mit der episodisch auftretenden Trigeminusneuralgie verwechselt werden. Der Begriff wird für eine große Bandbreite episodischer Gesichtsschmerzen angewandt, die nicht mit dem Nervus trigeminus zusammenhängen. Atypische Gesichtsschmerzen sind eines der häufigsten und umstrittensten kraniofazialen Schmerzsyndrome. Sie treten in jedem Alter auf, aber besonders häufig bei jungen Erwachsenen. Eine Vererbungstendenz ist nicht evident.

Der pathophysiologische Mechanismus und der pathologisch-anatomische Hintergrund sind nicht bekannt. Einige dieser Schmerzzustände können Folge von lokalen irritierenden Läsionen sein. Andere können durch neurohumorale Störungen verursacht werden. Die meisten Autoren sehen sie als eine Variante von vaskulärem Kopfschmerz an. Einige bezeichnen sie als hysterische Konversion, da sie oft in Verbindung mit psychiatrischen Symptomen auftreten. Häufig findet man atypische Gesichtsschmerzen bei Neurosen; aber ob diese direkt etwas mit dem Schmerz zu tun haben, ist nicht bekannt. Die atypischen Gesichtsschmerzen stellen keine klassische Neuralgie dar und können in diesem Sinne nicht klassifiziert werden.

Klinisches Bild

Der Schmerz ist üblicherweise dauernd und nicht paroxysmal. Er sitzt eher tief als oberflächlich und ist oft beidseitig. Er ist im Gesicht lokalisiert, folgt aber nie der anatomischen Versorgung des Nervus trigeminus. Oft strahlt er in den Nacken, die Schulter oder sogar in den Arm aus.

Der Schmerz erreicht nach und nach seinen Höhepunkt und kann für viele Stunden oder Tage andauern. Er kann dumpf, bohrend, reißend, zermalmend oder pochend sein. Seine

Intensität ist leicht bis stark, hat aber nie die einschießende, elektrisierende Qualität der Trigeminusneuralgie. Es gibt keine Triggerzonen zur Schmerzauslösung.

Am Höhepunkt des Schmerzes treten Symptome wie: übermäßiger Tränenfluß, Rötung der Konjunktiva und des Gesichts sowie Rhinorrhoe auf. Eine Differenzierung des atypischen Gesichtsschmerzes von lokalen, vaskulären Kopfschmerzen ist in vielen Fällen sehr schwierig.

Akupunkturbehandlung

Bevor mit der Akupunkturbehandlung begonnen wird, muß in jedem Fall von atypischem Gesichtsschmerz eine intensive Suche nach versteckten fokalen Läsionen durchgeführt werden.

Punktauswahl

Die Punkte werden entsprechend den Schmerzgebieten ausgewählt.

Ohrakupunktur:

Hauptpunkte (zwei Punktkombination):

1. 3E, Gehirnstamm, sympathisches Nervensystem
2. Wange, Subkortex, SHENMEN

Zusätzliche Punkte (zwei Punktkombination):

1. Okziput, Schläfe
2. Gehirn, Stirn

Elektrostimulation:

Folgende Punkte werden ausgewählt:

1. Extrapunkt TAIYANG, LG 20, G 20, G 14, H 7, Dü 19, M 6, M7, Di 11
2. M 8, M 1, M 4, M 2, 3E 17, KS 6, Di 15, KS 3

Die beiden Punktkombinationen werden abwechselnd angewandt. In einer Behandlung werden 5 bis 6 Punkte akupunktiert.

Nadelmanipulation

Die Ohrakupunkturpunkte werden mit Dauernadeln zweimal pro Woche behandelt. Die beiden Punktkombinationen werden abwechselnd angewandt. Auch hier bevorzugen wir kleine Stücke getrockneter Bohnen als Alternative zu den Dauernadeln. Die Punkte werden dreimal pro Tag durch den Patient massiert. Eine Behandlungsperiode besteht aus 5 bis 8 Behandlungen. Falls sich der Schmerzzustand verbessert, wird nach einer Pause von 5 Tagen eine zweite Behandlungsperiode verordnet.

Elektrische Stimulation:

Die Nadeln werden durch Heben und Senken sowie durch Rotieren im und gegen den Uhrzeigersinn manipuliert, bis das Nadelgefühl eintritt. Dann werden die Nadeln an das elektrische Stimulationsgerät angeschlossen. Für 30 Minuten wird ein intermittierender Strom mittlerer Intensität eingeschaltet. Die Behandlung erfolgt täglich oder jeden zweiten Tag. Zehn Behandlungen ergeben eine Behandlungsperiode. Falls nach der ersten Behandlungsperiode Erfolg eintritt, wird eine weitere Behandlungsperiode angefügt. Falls keine Verbesserung eintritt, wird mit Ohrakupunktur behandelt.

Fallbeispiel

Eine 42jährige Patientin stellte sich mit Gesichtsschmerzen seit vier Monaten vor. Der Schmerz war konstant, dumpf, manchmal brennend und von mittlerer bis schwerer Intensität. Er war auf beiden Seiten des Gesichts lokalisiert und strahlte zum Scheitel, in den Nacken und in die Schulter aus. In Phasen der Müdigkeit war der Schmerz schlimmer. Am Höhepunkt des Schmerzes trat eine Gesichtsrötung auf. Medikamente blieben erfolglos.

Klinische Untersuchung: Es wurde keine Triggerzone gefunden. Die neurologische Untersuchung ergab keinen Befund.

Der Schmerz war konstant, dumpf und beidseits lokalisiert. Er folgte nicht dem Versorgungsgebiet des Nervus trigeminus. Dies war ein Fall von atypischen Gesichtsschmerzen.

Therapie und Verlauf

Die Patientin wurde, w.o. beschrieben, mit Elektrostimulation behandelt. Es wurden zwei Punktkombinationen ausgewählt und abwechselnd angewandt:

1. Extrapunkt TAIYANG, LG 20, G 20, M 6
2. M 8, M 1, M 4, M 2, KS 6, Di 15

Die Patientin bekam drei Behandlungen pro Woche. Nach den ersten sechs Behandlungen war der therapeutische Erfolg nicht befriedigend.

Deshalb wurde zusätzlich mit Ohrakupunktur weiterbehandelt. Zwei Punktkombinationen wurden abwechselnd angewandt:

1. 3E, Hirnstamm, sympathisches Nervensystem, Okziput und Schläfe
2. Wange, Subkortex, SHENMEN, Gehirnstamm, Stirn, Schulter

Die Patientin erhielt Elektrostimulation und Ohrakupunktur je zweimal pro Woche. Zwischen zwei Behandlungen mit Ohrakupunktur war jeweils eine Pause von einem Tag. Nach einem Monat der Akupunkturbehandlung war der Schmerz verschwunden.

Nachuntersuchung

Nach sechs Monaten war die Patientin schmerzfrei geblieben.

Kapitel 3

Ischias-Syndrom

Ischias-Syndrom ist ein oft gebrauchter, aber ziemlich ungenauer Begriff, der für Schmerzzustände entlang des Verlaufs des Nervus ischiadicus verwandt wird. Das Syndrom tritt vor allem bei Männern auf und ist eine Erwachsenenerkrankung.

Nervus ischiadicus

Der Nervus ischiadicus ist der größte Nerv im Körper mit einem Durchmesser von 2 cm. Er entspringt an den Nervenwurzeln im Bereich des 4. Lenden- bis 3. Sakralwirbels und verläuft dann im Becken und durch das Foramen ischiadicus major als einzelner Ast in die Glutäalregion. Er geht unter den Musculus glutaeus maximus abwärts und spaltet sich an der Rückseite des Oberschenkels in den Nervus tibialis und den Nervus peronaeus communis. Der Ort dieser Aufspaltung ist variabel oberhalb der Fossa poplitea. Der Nervus peronaeus communis teilt sich in einen Nervus peronaeus superficialis und profundus. Spezielle Äste des Nervus ischiadicus versorgen die Oberschenkelmuskulatur.

Über seinen sensorischen Anteil ist der Nervus ischiadicus verantwortlich für die sensible Empfindung am Bein und am Fuß. Die anterolaterale Seite des Beines und der Fußrücken werden durch den Nervus peronaeus, die Fußsohle durch den Nervus tibialis versorgt. Die motorischen Anteile des Nervus ischiadicus versorgen die meisten Muskeln des Oberschenkels, des Beins und des Fußes.

Ursachen des Ischias-Syndroms

Das Ischias-Syndrom kann im Verlauf oder nach infektiösen Erkrankungen und Neuropathien auftreten, ebenso bei Verletzungen des Spinalkanals, Tuberkulose, Verletzungen, Metastasen, Läsionen des Rückgrats, Tumoren des Rückenmarks, Injektionen in das Rückgrat, subarachnoidale Hämorrhagie, Beckenfehlstellungen, Beckenverletzungen, Schwangerschaft, vergrößerten Lymphknoten, Abszessen im Becken und des Musculus psoas, Erkrankungen des Uterus und der Prostata. Gelegentlich treten Ischiasschmerzen als Folge von Glutäalinjektion auf, wenn in oder in die Nähe des Nerven injiziert wird. Exposition von Kälte und das Heben schwerer Gewichte können häufig unmittelbare Ursachen von Ischiasschmerzen sein. Die meisten Fälle von Ischias-Syndrom sind Folge von Diskushernien im Bereich des 4. Lenden- bis 1. Sakralwirbels.

Die Erkrankungen des Nervus ischiadicus können in zwei große Gruppen eingeteilt werden:

1. Sekundäres Ischias-Syndrom:

   Die klinischen Symptome sind Ergebnis vielfältiger, primärer Ursachen, die sekundär eine Beeinträchtigung des Nervus ischiadicus mit sich bringen, z.B. Ischiasschmerzen als Folge von Diskushernien.

2. Neuritis des Nervus ischiadicus:

   Das ist eine Neuritis des Nervus ischiadicus selbst. Sie ist seltener als das sekundäre Ischias-Syndrom. Vom klinischen Standpunkt wird deshalb jeder Fall als sekundäres Ischiassyndrom angesehen, bis alle möglichen primären Ursachen ausgeschlossen sind.

Diagnostik

Die Diagnose Ischias-Syndrom wird unabhängig von ihrer Ursache dann gestellt, wenn folgende Kriterien auftreten:

1. Schmerzen

Der Schmerz beginnt in der Glutäalregion und an der Hinterseite des Oberschenkels. Er schießt abwärts in die Hinterseite des Unterschenkels, die Ferse und den Fuß ein und kann sogar die Zehen erreichen. Er ist im allgemeinen konstant, kann aber auch paroxysmal sein. Er verschlimmert sich in der Nacht und bei körperlicher Anstrengung. Oft wird er bereits durch kleinere Körperaktivitäten wie Drehen, Bücken, Husten oder Niesen ausgelöst. Der Schmerz kann dumpf, scharf, einschießend oder bohrend sein. In der Lumbosakralregion strahlt der Schmerz oft über das Versorgungsgebiet des Nervus ischiadicus hinaus aus. Die Rückenschmerzen sind im allgemeinen konstant, können aber auch intermittierend sein.

2. Empfindlichkeit des Nervs

Die Palpation am Oberschenkel, in der Fossa poplitea und am Unterschenkel zeigt eine Empfindlichkeit des Nerven ischiadicus.

3. Muskelschwäche

Einige oder alle Muskeln, die vom Nervus ischiadicus versorgt werden, können betroffen sein:

Kniekehlenmuskulatur, Unterschenkelmuskulatur oder die Extensoren des Fußes. Im Falle von Neuritis des Nervus ischiadicus ist die Schwäche der Muskulatur nicht stark ausgeprägt.

4. Sensibilitätsstörungen

Diese können auch fehlen. Hyperästhesien im Dermatom L 5 oder S 1 treten üblicherweise auf der äußeren Seite des Beines und oberhalb des Sprunggelenkes auf.

5. Achillessehnenreflex

Dieser ist üblicherweise beeinträchtigt oder fehlt, kann aber auch normal sein.

6. Spezielle Symptome

Spezielle Tests, die den Nerv strecken, sind üblicherweise positiv, z.B. Lasègue-Zeichen.

Ischiasschmerzen infolge von Neuritis des Nervus ischiadicus sind immer einseitig. Falls der Schmerz beidseits auftritt, muß immer eine primäre Ursache vorhanden sein. Aber sogar bei Fällen von sekundärem Ischias-Syndrom kann der Schmerz lange Zeit nur einseitig auftreten. Deshalb sollte jeder Patient mit Ischias-Syndrom folgenden und Routineuntersuchungen unterzogen werden:

1. Röntgen der lumbosakralen Wirbelsäule, des Beckens und des Hüftgelenks
2. Lumbalpunktion, Myelogramm oder Computertomogramm
3. Orthopädische Untersuchung

Akupunkturbehandlung

Punktauswahl

Hauptpunkte:

Der wichtigste Punkt ist G 30.

Weiter werden Punkte des Blasenmeridians, der Lumbosakralregion und entlang des Verlaufs des Nervus ischiadicus auf der betroffenen Seite ausgewählt:

B 23, B 24, B 25, B 26, B 54, B 36, B 37, B 40, B 57, B 60, G 30

Als einer der acht beeinflussenden Punkte wird G 34 akupunktiert.

Zusätzliche Punkte:

HUATUOJIAJI L 1-5 und lokale Schmerzpunkte sowie Punkte entsprechend des Meridianverlaufs werden ausgewählt.

Bei Patienten mit Rückenschmerzen werden die SHU-Rücken-Punkte und die HUATUOJIAJI-Punkte üblicherweise beidseitig akupunktiert, vor allem in Fällen mit schweren Schmerzen und Spasmen der Musculi erectores spinae.

In jeder Sitzung werden 6 bis 10 Punkte behandelt.

Entsprechend der Traditionellen Chinesischen Medizin wird die Neuritis des Nervus ischiadicus durch Wind, Kälte und/oder Nässe verursacht und als BI-Syndrom bezeichnet. Der chronische Verlauf der Erkrankung kann Ergebnis einer Leere der Leber und der Niere sein. Diese Veränderungen wirken sich auf das Gleichgewicht von YIN und YANG aus. Blase und Niere gehören zu dem Element Wasser, Gallenblase und Leber zu dem Element Holz. Die dazugehörigen Meridiane verlaufen innen und außen. Es werden Punkte der äußeren Meridiane, also des Gallenblasen- und Blasenmeridians, gewählt.

Zur Akupunkturbehandlung kommen vor allem chronische Fälle, da die Patienten die Akupunktur oft als letztes Hilfsmittel betrachten.

Nadelmanipulation

Die Nadeln werden senkrecht 1,5 bis 3 cm tief eingestochen. An G 30 und B 54 werden die Nadeln 4 bis 8 cm tief eingestochen.

Die Punkte werden durch Heben und Senken sowie Rotieren der Nadeln im und gegen den Uhrzeigersinn stimuliert, um das Nadelgefühl zu erreichen. Die Punkte G 30, B 54, B 36, B 37 und B 40 werden so lange manuell stimuliert, bis das Nadelgefühl nach unten in die Zehen ausstrahlt. Üblicherweise kommt das Nadelgefühl an G 30 und B 54 zusammen mit einer Reflexbewegung des Unterschenkels vor, wodurch sich der therapeutische Effekt erhöht.

Nach einer manuellen Stimulierung für 30 bis 60 Sekunden werden die Nadeln an das elektrische Stimulationsgerät angeschlossen und für 30 Minuten belassen. Die Stromstärke wird so eingestellt, daß ein kribbelndes, in den Fuß ausstrahlendes Gefühl aufrechterhalten bleibt. Zusätzlich wird alle 15 Minuten, während der Behandlung mit elektrischer Stimulation auch manuell stimuliert.

Eine Behandlungsperiode besteht aus 10 Behandlungen; es wird dreimal pro Woche therapiert. Nach einer Behandlungsperiode wird eine Pause von einer Woche eingelegt. Falls die Therapie erfolgreich war, wird eine weitere Behandlungsperiode angeschlosssen. Während der akuten Phase wird dem Patienten Ruhe verordnet.

Die o.g. Akupunkturpunkte sind alle über dem Verlauf des Nervus ischiadicus und seiner Äste lokalisiert. Die Stimulierung dieser Punkte mit Nadeln oder mit elektrischem Strom wird die Blutzirkulation normalisieren und den Nerven in die Lage versetzen, seine normale Funktion wiederzuerlangen. Entsprechend der Traditionellen Chinesischen Medizin wird die Behandlung dieser Punkte den Fluß von QI wiederherstellen.

Fallbeispiel

Ein 45jähriger Arbeiter kam mit Schmerzen im rechten Bein. Vor vier Monaten hatte er einen einschießenden Schmerz im Rücken, als er ein schweres Gewicht hob. Seit damals blieben starke, scharfe, ausstrahlende Schmerzen im linken Bein entlang der Seite und der Rückseite des Ober- und Unterschenkels zurück. Diese Schmerzen sprachen nicht auf Analgetika und andere Therapieversuche an.

Klinische Untersuchung

Der Patient saß unruhig da, seinen Oberkörper leicht nach vorne gedreht. Beim Aufstehen schob er sich schnell mit den Armen an, um in eine aufrechte Position zu kommen. Beim Stehen legte er das ganze Körpergewicht auf sein rechtes, gesundes Bein und hielt das erkrankte, linke Bein leicht im Knie gebeugt. Die Glutäalfalte auf der linken Seite war weiter unten. Die Wirbelsäule war zur betroffenen Seite konvex gebogen. Beim Nachvornebeugen um etwas aufzuheben, beugte sich sein linkes Knie automatisch (positives Neri-Zeichen). Sein Oberkörper war von der Schmerzseite weggebogen. Bewegungen des Oberkörpers, vor allem Nachvornebeugen und in Hyperextension, verschlimmerten den Schmerz im Rücken und im betroffenen Bein. Die Palpation ergab eine Berührungsempfindlichkeit über dem Nervus ischiadicus der linken Seite. Das Heben des gestreckten Beins war eingeschränkt. An der Außenseite des linken Fußes trat eine Hypästhesie auf. Der Bewegungsspielraum des linken Fußgelenks war eingeschränkt. Eine Verkrampfung der Musculi erectores spinae war spürbar.

Die Lumbalpunktion ergab normale Werte. Die Röntgenbilder der Lumbosakralwirbelsäule ergaben eine Verengung des Intervertebralabstandes zwischen L 5 bis S 1.

Zum Zeitpunkt der ersten Untersuchung lagen bedeutende neurologische Veränderungen vor. Diese hätten auch durch einen Bandscheibenvorfall erklärt werden können. Der Patient sprach auf konservative Behandlung nicht an und verweigerte weitere Untersuchungen und chirurgische Interventionen. Er wollte mit Akupunktur behandelt werden.

Therapie und Verlauf

Zwei Punktkombinationen wurden abwechselnd alle zwei bis drei Sitzungen angewandt:

1. B 24 und B 26 beidseits, G 30, B 36, B 37, B 40, B 57 und B 60 der linken Seite.
2. HUATUOJIAJI L3, L5 beidseits, B 54, B 36, B 37, B 40, B 57 und B 60 auf der linken Seite.

Die Nadeln wurden w. o. beschrieben manipuliert. Der Schmerz ließ bereits nach einer Behandlungsperiode nach. Am Ende der zweiten Behandlungsperiode war der Schmerz ganz verschwunden.

Der Patient wurde angewiesen, das Heben von schweren Gewichten und andere Aktivitäten, die seinen schwachen Rücken überlasten könnten, zu vermeiden.

Nachuntersuchung:

5 Monate nach der Behandlung traten die Ischiasschmerzen wieder auf.

Kapitel 4

Schmerzen im unteren Rücken

Schmerzen im unteren Rücken sind keine eigenständige Erkrankung, sondern ein Symptom vielfältiger Erkrankungszustände. Der Begriff bezieht sich auf jeglichen Schmerz in der Lumbosakralregion der Wirbelsäule oder auf die Gebiete der Muskeln neben der Wirbelsäule. Der Schmerz kann in die Hüfte oder das Bein ausstrahlen. Männer und Frauen sind gleich betroffen. Die meisten Schmerzen im unteren Rücken treten bei Männern im Alter zwischen 30 und 50 und bei Frauen im Alter zwischen 20 und 30 auf. Dieses Beschwerdebild kommt sehr häufig vor und stellt aufgrund der Arbeitsunfähigkeit betroffener Patienten einen wichtigen ökonomischen Kostenfaktor dar.

Klassifikation

Schmerzen im unteren Rücken werden nach *Macnab* (*Macnab, I.*: Backache. Baltimore, Williams and Wilkins, 1975) wie folgt in fünf Kategorien eingeteilt:

1. Spondylogener Rückenschmerz

Spondylogener Rückenschmerz ist der häufigste Rückenschmerz, den wir in der Akupunkturpraxis sehen. Er leitet sich aus der Wirbelsäule und der damit verbundenen Strukturen ab: knöcherne Läsionen der Wirbel, Läsionen der Intervertebralgelenke, Veränderungen der Iliosakralgelenke und Veränderungen der Weichgewebe. Der Schmerz wird durch allgemeine und spezifische körperliche Aktivitäten verstärkt und durch ruhiges Liegen bis zu einem gewissen Maß erleichtert. Die Diagnose hängt weitgehend von den Befunden des Röntgenbilds ab.

2. Viszerogener Rückenschmerz

Dieser Schmerz leitet sich aus viszeralen Strukturen ab: Störungen der Niere oder der Beckenorgane, retroperitoneale Tumoren.

Rückenschmerz ist selten das einzige Symptom viszeraler Störungen. Er wird durch körperliche Aktivität weder verschlimmert, noch wird er durch Ruhe erleichtert.

3. Neurogener Rückenschmerz

Der Schmerz leitet sich aus Schädigungen des Rückenmarks, der Cauda equina und Irritationen der Arachnoidea ab. Die pathologischen Läsionen, die am schwierigsten zu diagnostizieren sind, sind Tumoren der Nervenwurzeln der Lumbalregion. Der Krankheitsverlauf und die Symptome sind ähnlich denen von Diskushernien. Tumorpatienten geben allerdings häufig an, nachts aus dem Bett zu steigen und herumzugehen, um zu versuchen, den Schmerz zu erleichtern.

4. Vaskulärer Rückenschmerz

Dieser Rückenschmerz leitet sich von Veränderungen der Aorta oder von peripheren vaskulären Erkrankungen der unteren Extremität ab. Sie können Rückenschmerzen und andere Symptome verursachen, die dem Ischias-Syndrom ähneln. Abdominale Aneurysmen verursachen einen tiefsitzenden Rückenschmerz, der in keiner Beziehung zur körperlichen Aktivität steht. Die Symptome, die durch periphere vaskuläre Insuffizienzen entstehen, verschlimmern sich beim Gehen. Selbst kleinere Strecken verschlimmern, nicht jedoch andere Aktivitäten wie Vornüberbeugen und anderen Belastungen der Wirbelsäule. Der Schmerz ist beim ruhigen Stehen erleichtert.

5. Psychogener Rückenschmerz

Ein rein psychogener Rückenschmerz ist sehr selten. Diese Diagnose soll nur gestellt werden, wenn eine sorgfältige Untersuchung keine Befunde ergibt und wenn der Rückenschmerz nur eine von vielen Beschwerden darstellt.

Akupunkturbehandlung

Es ist nicht die Aufgabe dieses Textes, im Detail die Differentialdiagnostik des Rückenschmerzes, die radiologischen oder myelographischen Befunde zu diskutieren. Die Akupunkturbehandlung kann unterstützend durchgeführt werden. Wie beim Kopfschmerz soll die Behandlung des Rückenschmerzes zunächst kausal durchgeführt werden. Aber manchmal sprechen die Patienten nicht auf westliche Therapieverfahren an. Zum Beispiel bei lumbaler Arachnoiditis aus Vernarbung und Ischämie der Nervenwurzeln: Das klinische Erscheinungsbild ist dauernder Rückenschmerz mit verschiedenen neurologischen Zeichen. Die häufigsten Ursachen sind: Myelographie und chirurgische Eingriffe. Bis heute wurde noch keine effektive Therapie gefunden. Deshalb wird auch hier Akupunktur angewandt. Sie ist eine wirksame und nebenwirkungsfreie Methode zur Analgesie. Genauso ist die Behandlung von Rückenschmerzen, die durch Tumoren verursacht werden, kausal. Auch hier kann die Akupunkturtherapie zur Schmerzlinderung als unterstützende Therapie herangezogen werden.

Punktauswahl

Hauptpunkte (zwei Punktkombinationen):

Die Punkte des Blasenmeridians, der Lumbosakralregion und entlang des Verlaufs des Nervus ischiadicus werden wie folgt ausgewählt:

1. B 23, B 25, B 40
2. B 24, B 26, B 40

Blase 40 ist der wichtigste und wirkungsvollste Punkt entlang des Blasenmeridians am Bein.

Zusätzliche Punkte:

Lokale Schmerzpunkte, HUATUOJIAJI L 1-5

Die zusätzlichen Akupunkturpunkte sollten entsprechend den anderen Symptomen des Patienten ausgesucht werden, zeigt der Patient z. B. zusätzlich häufig Schmerzen im Bein, so werden die Punkte G 30, B 36, B 37, B 57, B 60 und G 34 ausgewählt. Steht der Patient unter mentalem Streß, werden H 7 oder andere entsprechende Punkte akupunktiert, um den Therapieeffekt zu verstärken.

In einer Behandlung werden insgesamt sechs bis acht Punkte gestochen; die zwei Punktkombinationen werden abwechselnd angewandt.

Nadelmanipulation

Die Nadeln in den SHU-Rückenpunkten werden senkrecht 1 bis 3 cm tief eingestochen. Dann werden sie durch Heben und Senken sowie Rotieren gegen und im Uhrzeigersinn manipuliert, um das Nadelgefühl zu erreichen. Diese Manipulationen werden ein bis zwei Minuten lang durchgeführt.

Der Punkt B 40 wird in gleicher Weise gestochen und manipuliert, bis das Nadelgefühl nach oben ausstrahlt. Das Erreichen des Nadelgefühls ist der Schlüssel zum Therapieerfolg.

Die Nadeln werden insgesamt 30 Minuten belassen und alle 10 Minuten stimuliert.

Die Patienten werden täglich oder jeden zweiten Tag behandelt; eine Behandlungsperiode besteht aus 10 Behandlungen. Falls die normale Körperakupunktur keinen Behandlungserfolg bringt, wird Elektrostimulation benutzt. Nach Erreichen des Nadelgefühls wird das elektrische Stimulationsgerät angeschlossen. Die Stromintensität sollte dem Patienten keine zusätzlichen Schmerzen verursachen.

Falls der Patient keinen Therapieerfolg zeigt, wird die Behandlung für eine Woche unterbrochen. Es kommen dann andere Punktkombinationen zum Einsatz.

Fallbeispiel

Ein 56jähriger Arbeiter stellte sich mit intermittierenden Rückenschmerzen seit einem Jahr vor. Der Schmerz war dumpf und nicht in das Bein ausstrahlend. Husten und Niesen verstärkten den Schmerz nicht. Der Patient zeigte keine Veränderungen der Darm- und Blasenfunktionen.

Die neurologische und körperliche Untersuchung sowie die Laborergebnisse waren ohne bedeutenden Befund, mit Ausnahme der Palpationsempfindlichkeit der Lumbosakralregion und des Muskelspasmus der Musculi erectores spinae. Die Röntgenuntersuchung ergab keine Verengung der Intervertebralabstände, aber zackige Veränderungen der Bandscheiben.

Dies war ein Fall von lumbalem Diskus-Syndrom.

Therapie und Verlauf

Der Patient wurde w. o. beschrieben behandelt.

Zwei Punktkombinationen wurden ausgewählt:

1. B 23, B 25, B 40
2. HUATUOJIAJI L1, L3 links, L2, L4 rechts und B 40

Es wurde mit elektrischer Stimulation dreimal pro Woche behandelt. Die zwei Punktkombinationen wurden abwechselnd angewandt. Eine Behandlungsperiode besteht aus zwölf Sitzungen.

Der Schmerz war nach der zweiten Behandlung erleichtert; aber es trat nach der vierten Behandlung wieder eine Verschlimmerung der Rückenschmerzen auf. Nach und nach wurde die Schmerzlinderung konstanter und langandauernder. Nach der neunten Behandlung war der Schmerz ganz verschwunden.

Nachuntersuchung:

Nach sechs Monaten war der Patient schmerzfrei geblieben.

Kapitel 5

Zervikalspondylose

Die Zervikalspondylose wird definiert als chronische, progressive, degenerative Störung der Knochen, des Knorpels und der fibrösen Strukturen der Halswirbelsäule. Nahezu in jedem Fall ist sie verbunden mit einer deutlichen degenerativen Veränderung der Bandscheiben. Um Verwirrung vorzubeugen, sollte dieser Begriff nicht in Fällen mit akutem Bandscheibenvorfall angewandt werden. Früher wurde dieser Zustand Osteoarthritis, zervikale Spondylitis, Zervikal-Syndrom, Chondrom, Diskushernie usw. genannt.

Auf eine Verengung des Zwischenwirbelraums und Osteophytenformationen mit marginaler Lippenbildung der Wirbel entlang der Bandscheibenecken und an den *Lushka*-Punkten kann auch eine leichte Subluxation der Gelenkflächen erfolgen. Es treten eine leichte Entzündung und Schwellung auf. All diese Veränderungen bewirken eine Verengung der Foramina intervertebrales, was zu einem Druck auf die Nervenwurzeln und zu einer Verengung des Durchmessers des spinalen Kanals führen kann, der normalerweise in der Zervikalregion durchschnittlich 17 mm beträgt. Wenn sich dieser Durchmesser des spinalen Kanals auf unter 12 mm verengt, kann dies zu einer Kompression des Rückenmarkgewebes führen.

Die Erkrankung tritt häufig im mittleren und höheren Alter auf; Männer sind öfter betroffen als Frauen. Die Erkrankung wird oft als Teil des Alterungsprozesses angesehen. In einigen Fällen treten keine Symptome auf. Meistens sind mehrere Wirbel betroffen. Nur in 20% der Fälle beschränkt sich die Erkrankung auf einen einzigen Wirbel. Die klinischen Manifestationen sind Nervenwurzelsymptome und Myelopathien.

Klinisches Bild

Die Symptome der Zervikalspondylose resultieren aus einer Kompression und Ischämie der Nervenwurzeln und des Rückenmarks, ebenso wie aus osteoarthritischen Veränderungen der Halswirbelsäule. Sie können folgendermaßen zusammengefaßt werden:

Nervenwurzelsymptome

Der Beginn von Nervenwurzelschmerzen infolge von Kompression der Nervenwurzeln kann akut, subakut oder schleichend sein. Der Schmerz ist tief und bohrend, aber nicht stechend. Er beginnt an den betroffenen Nervenwurzeln und strahlt in die Schultern und Arme bis in die Finger aus. In den gleichen Dermatomen treten Taubheit und Kribbelgefühl auf. Der Schmerz kann in der Intensität durch Lageveränderungen des Kopfes verändert werden. Er wird durch Husten, Niesen und andere Belastungen verschlimmert.

Der Patient leidet an Steifheit des Nackens, die manchmal in Verbindung mit Verkrampfungen der paravertebralen Muskulatur einhergeht. Der Nackenschmerz kann akut oder chronisch sein und wird bei Aktivität schlimmer. Der Schmerz tendiert dazu, in der Nacht stärker zu werden mit einem Schmerzhöhepunkt am Morgen. Die Beweglichkeit des Kopfes ist häufig eingeschränkt. Die Zervikalregion ist berührungsempfindlich.

Projizierter Schmerz, der nicht entlang der betroffenen Dermatome ausstrahlt, tritt vorne auf der Brust und entlang der medialen Grenzen der Schulterblätter auf. Schmerzpunkte in der interskapulären Region können gefunden werden. Kopfschmerzen am Okziput sind ziemlich häufig. Diese Schmerzen strahlen oft einseitig oder beidseitig in die Schläfenregion aus.

Die klinische Untersuchung ergibt häufig eine Bewegungseinschränkung des Kopfes, Schmerzpunkte an der Halswirbelsäule und in der interskapulären Region. Entlang der betroffenen Dermatome treten Sensibilitätsstörungen wie Hypästhesie und Hyperästhesie auf. Es kann eine leichte Schwäche oder Muskelatrophie in den Armen und Händen bestehen. Druck von oben auf den Kopf kann Schmerzen in den Armen auslösen.

Myelopathische Symptome

Eine Kompression des Rückenmarks tritt nicht so häufig auf wie die Kompression der spinalen Nervenwurzeln. Üblicherweise geht sie mit Nervenwurzelsymptomen einher.

Die Symptome an den unteren Extremitäten beginnen nach und nach in einem Alter von ungefähr 50 Jahren und werden langsam stärker. Die zervikale Myelopathie bei der Zervikalspondylose hat eine große Bandbreite von Symptomen. Manche Patienten zeigen ausschließlich oder größtenteils ein Pyramidal-Syndrom, andere ein Posterolateral-Syndrom, das aus einer Vermischung mit subakuten Degenerationszuständen resultiert.

Diagnostik

Die Diagnose der Zervikalspondylose kann üblicherweise auf der Basis der Krankengeschichte, der körperlichen Untersuchung, der neurologischen Untersuchung und der Röntgenuntersuchung erfolgen.

Die Halswirbelsäule wird routinemäßig wie folgt untersucht:

1. Anteroposteriorer Überblick
2. Laterale Ansicht bei Flexion und Extension
3. Schräge Ansicht in beiden Richtungen der Foramina intervertebrales

Auf dem Röntgenbild der Halswirbelsäule kann sich eine Verengung der Intervertebralräume mit anterioren und posterioren Osteophytenformationen und eine Verengung der Foramina intervertebrales zeigen.

Die Myelographie ist nützlich in der Lokalisierung der Läsion. Da sie oft nicht ohne Komplikationen durchgeführt werden kann, ist sie nur unter zwei Bedingungen indiziert:

1. Vor chirurgischer Intervention
2. bei Verdacht auf ernsthafte spinale Läsionen

Das Myelogramm zeigt Veränderungen der Nervenwurzeln und der Dura.

Akupunkturbehandlung

Die Akupunkturtherapie ist indiziert bei Fällen mit Nervenwurzelsymptomen. Bei Patienten mit myelopathischen Veränderungen können chirurgische Interventionen notwendig sein.

Punktauswahl

Entsprechend der Traditionellen Chinesischen Medizin kontrolliert die Niere den Knochen. Deshalb wird die Zervikalspondylose durch einen Leere-Zustand der Niere verursacht. Wind und Kälte können dann eindringen und Nervenwurzelsymptome wie Schmerz, Taubheit, Kribbeln usw. verursachen. Da Nieren- und Blasenmeridian durch Innen-Außen-Kopplung verbunden sind, wählen wir Punkte entlang des Blasenmeridians, ergänzt durch Punkte der betroffenen Dermatome.

Körperakupunkturpunkte:

Hauptpunkte:

B 10, G 20, HUATUOJIAJI C3, C5, C6 entweder links oder rechts,
Dü 9, 3E 14, Di 15, Di 11, Di 4

Zusätzliche Punkte:

Falls entlang der medialen Grenze des Schulterblatts und zwischen den Schulterblättern Schmerzpunkte auftreten, werden folgende Punkte zusätzlich behandelt:

B 12, B 14, B 16

Bei Schmerzen der vorderen Brustwand werden zusätzlich folgende Punkte akupunktiert:

KG 17, B 15, H 7

Bei Muskelschwäche werden Punkte des Blasenmeridians in der Lumbalregion und an den Beinen ausgewählt:

B 23 oder B 24, B 25 oder B 26, B 27 oder B 28, B 36, B 37, B 39 oder B 40, B 54, B 57, B 60

Pro Behandlung werden sechs bis acht Punkte ausgewählt.

Ohrakupunkturpunkte:

Nacken, Halswirbelsäule, Endokrinium, SHENMEN, Schulter, Herz, Okziput, 3Erwärmer, Niere

Pro Behandlung werden fünf bis acht Punkte ausgewählt.

Nadelmanipulation

Elektroakupunktur:

Die Nadeln werden durch Heben und Senken sowie durch Rotieren im und gegen den Uhrzeigersinn manipuliert, bis das Nadelgefühl erreicht ist. Dann werden die Nadeln an das elektrische Stimulationsgerät angeschlossen. Ein intermittierender Strom mittlerer Intensität wird für 20 bis 30 Minuten eingeschaltet. Entsprechend der Intensität des Schmerzes wird täglich oder jeden zweiten Tag behandelt. Eine Behandlungsperiode besteht aus zehn Behandlungen. Wenn sich nach einer ersten Behandlungsperiode der Schmerzzustand verbessert, wird eine weitere Behandlungsperiode verordnet. Falls der Patient nicht auf die Behandlung anspricht, wird zusätzlich Ohrakupunktur eingesetzt.

Ohrakupunktur:

Die Punkte werden mit Dauernadeln gestochen. Der Patient massiert diese Nadeln dreimal pro Tag. Alternativ können auch kleine Stücke getrockneter Bohnen aufgeklebt werden. Die Behandlung erfolgt zweimal pro Woche mit einem Tag Pause zwischen zwei Behandlungen. Das linke und das rechte Ohr werden abwechselnd behandelt. Eine Behandlungsperiode besteht aus sechs bis acht Sitzungen. Wenn nach einer Behandlungsperiode eine Verbesserung des Zustandes eintritt, wird eine weitere Behandlungsperiode angefügt.

Im subakuten oder chronischen Zustand ist die Akupunktur mit oder ohne elektrische Stimulation sehr wirkungsvoll. Die Ohrakupunktur ist auch wirksam, aber unsere Erfahrungen sind nicht so groß wie mit der Körperakupunktur. Die Ohrakupunktur wird üblicherweise zwischen zwei Behandlungsperioden der Körperakupunktur benutzt oder zusätzlich angewandt, wenn die Körperakupunktur alleine keine Verbesserung des Zustandes ergibt.

Die Auslösung des Nadelgefühls ist sehr wichtig. Größte Sorgfalt sollte bei der Behandlung der SHU-Rückenpunkte in der thorakalen Region angewandt werden, um einen iatrogenen Pneumothorax zu vermeiden. Die Lunge, vor allem bei schlanken Patienten, kann leicht verletzt werden. Die anatomischen Zusammenhänge dieser Region sind unbedingt zu studieren und zu berücksichtigen, bevor man dort mit Akupunktur behandelt. Es ist besser, in dieser Region die Nadeln nach medial als senkrecht einzustechen.

Bei Patienten, bei denen die Akupunktur keine Verbesserung ergibt, liegen häufig dauerhafte strukturelle Veränderungen der Halswirbel vor. Dies können knöcherne oder Weichteilveränderungen sein oder Kompressionen des Rückenmarks und ischämische Veränderungen mit myelopathischen Symptomen. Bei Kompressionen des Rückenmarks ist die chirurgische Intervention die einzige Behandlungsmöglichkeit. Wenn dagegen Osteophytenformationen an den Foramina intervertebrales gefunden werden und chirurgische Maßnahmen nicht angezeigt sind, sollte die Akupunkturtherapie versucht werden.

Fallbeispiel

Ein 42jähriger Lehrer kam wegen zunehmender Schmerzen im Bereich der linken vorderen Brustwand, die vor einem Monat begonnen hatten. Das EKG war normal. Dann trat zusätzlich Nackenschmerz und Nackenverspannung auf. Der Schmerz strahlte in die interskapuläre Region, die linke Schulter und die mediale Seite des linken Armes aus. Der Schmerz war konstant und bohrend. Der Patient spürte Kribbeln an der medialen Seite des linken Armes. Eine Woche vorher hatte er einen ausstrahlenden Schmerz in die Schulter und in den Arm bis in den vierten und kleinen Finger zum erstenmal bemerkt, während er den Kopf nach rechts gedreht hatte. Es bestanden keine Bewegungs-, Blasen- oder

Darmstörungen. Der Patient war sonst gesund und hatte auch in der jüngeren Vergangenheit keine Verletzungen. Analgetika brachten keine Verbesserung.

Die klinische Untersuchung ergab eine Bewegungseinschränkung des Kopfes, Berührungsschmerz der unteren Halswirbelsäule und der interskapulären Region, keine Verminderung der Sehnenreflexaktivität und eine leichte Hyperästhesie an der medialen Seite des Unterarms, des vierten und kleinen Fingers. Ein Drehen des Kopfes auf die rechte Seite konnte den Schmerz im Arm und in den Fingern auslösen. Es wurde eine leichte Schwäche der Muskeln der linken Hand festgestellt. Die neurologische Untersuchung war ohne Befund.

Die Röntgenbilder zeigten eine Verengung der Foramina intervertebrales C 5 bis C 6 und C 6 bis C 7 sowie Osteophytenformationen.

Dies war ein typischer Fall von Zervikalspondylose.

Therapie und Verlauf

Der Patient wurde w. o. beschrieben behandelt.

Als Akupunkturpunkte wurden folgende ausgewählt:

1. HUATUOJIAJI C3, C6 links, C5 rechts, Dü 9, 3E 14, Di 15, Di 11, Di 4
2. HUATUOJIAJI C3, C6 rechts, C5 links, B 12, B 14, B 15

Diese beiden Punktkombinationen wurden abwechselnd angewandt. Es erfolgte eine tägliche Behandlung mit Elektrostimulation.

Nach einer Behandlungsperiode (zehn Behandlungen) hatte sich der Schmerz in der Intensität vermindert. Nach einer Pause von fünf Tagen wurde eine weitere Behandlungsperiode angefügt. Am Ende der zweiten Behandlungsperiode zeigte der Patient eine deutliche Verbesserung der Symptome. Sein Hauptproblem, der Schmerz, war verschwunden. Lediglich eine leichte Dysästhesie bestand weiterhin.

Nachuntersuchung

Nach sechs Monaten war der Schmerz nicht wieder aufgetreten, aber die Dysästhesie der linken Seite bestand weiterhin.

Kapitel 6

Syringomyelie

Die Syringomyelie ist eine chronische, langsam fortschreitende Erkrankung, die durch Höhlenbildung im Zentralkanal des Rückenmarks charakterisiert ist. Diese Höhlen breiten sich häufig in den Gehirnstamm aus (Syringobulbie). Klinisch ist diese Erkrankung mit Sensibilitätsverlust, Muskelschwäche und trophischen Veränderungen, vor allen Dingen der oberen Extremität verbunden. In schweren Fällen zeigen sich in der unteren Extremität Zeichen von Degeneration des Tractus corticospinalis.

Pathologie

Die unteren Zervikal- und oberen Thorakalregionen des Rückenmarks sind am meisten betroffen. Die Höhlenbildung beginnt üblicherweise an der Basis des Hinterhorns und breitet sich frühzeitig in die zentrale graue Substanz des Rückenmarks und in den Zentralkanal aus. Die Form der Höhlen variiert sehr stark. Sie kann rund, oval, länglich oder von unregelmäßiger Form sein. Die Höhle ist häufig mit einer dicken, gelben, hochproteinhaltigen Flüssigkeit gefüllt und mit einem Wall von Gliagewebe umgeben.

Die betroffene Region des Rückenmarks ist vor allem in der Transversalebene vergrößert. Die Höhle expandiert hauptsächlich in der weniger resistenten grauen Substanz und seltener in der dichteren, weißen Substanz. In einigen Fällen kann die Vergrößerung der Höhle so stark sein, daß die Knochen der Wirbel erodiert werden oder mindestens eine Erweiterung des anterior-posterioren Durchmessers des Wirbelkanals erfolgt.

Klinisches Bild

Die Syringomyelie kann während des ganzen Lebens des Patienten fortschreiten. In den meisten Fällen bleibt die Erkrankung für Jahrzehnte stabil. Sie tritt am häufigsten bei Menschen im Alter von 20 bis 40 Jahren, mit einem Durchschnittsalter von 30 Jahren auf, aber die Anfangssymptome können bereits bei Kindern, sogar im Alter von drei Jahren, in Erscheinung treten. Auch Menschen zwischen 60 und 65 Jahren sind schon an Syringomyelie erkrankt. Sie tritt häufiger bei Männern als bei Frauen auf.

Die grundlegenden klinischen Zeichen sind folgende:

1. Sensibilitätssymptome

Sensibilitätsverlust vom dissoziierten Typ, z.B. segmentaler Verlust der Schmerz- und Temperaturempfindung, oft mit gleichzeitiger Aufrechterhaltung der Berührungs- und

Tiefensensibilität, Folge von Zerstörung der Schmerzfasern im Bereich der Kreuzungsstelle in der zentralen weißen Kommissur.

Parästhesien treten häufig auf. Die Patienten spüren Taubheit, Kribbeln, ein Gefühl wie Ameisenlaufen, Kältegefühl usw. Manchmal tritt Schmerz stark und andauernd auf. Er zeigt Eigenschaften von Nervenwurzelschmerzen in der Schulter und im Arm.

2. Motorische Symptome

Die frühesten motorischen Symptome sind üblicherweise Schwäche und Atrophie, infolge der Ausbreitung der Höhle in das Vorderhorn. Es tritt zuerst in den kleinen Muskeln der Hand auf, da die Höhlenbildung in der zerviko-thorakalen Region beginnt. Später setzt sich die Atrophie am Unterarm, am Arm und an der Schulter fort. Wenn sich die Läsion in den Tractus corticospinalis ausbreitet, treten entsprechende Symptome in den Beinen auf. Klinisch stellt sich das als eine spastische Lähmung dar. Allerdings ist der Verlust der Muskelkraft selten sehr stark. Die Schließmuskeln sind üblicherweise nur wenig betroffen.

3. Trophische Symptome

Hyperhidrose und Hypohidrose können im Gesicht und an den oberen Extremitäten gesehen werden. Ein *Horner*-Syndrom kann auftreten. Trophische Veränderungen der Haut sind häufig: Hyperkeratosen, Verdickung des subkutanen Gewebes, Pigmentation, Hautgeschwüre usw. Eine echte Hypertrophie, die alle Gewebe betrifft, kann an einem Arm oder an einer Körperhälfte gesehen werden. Skoliose oder Kyphoskoliose treten meistens auf. Die Patienten haben sogenannte *Charcot*-Gelenke, die normalerweise geschwollen und schmerzfrei sind.

Die meisten dieser Symptome können von Beginn an beidseitig oder einseitig auftreten.

4. Begleitende Störungen

Die Syringomyelie ist mit einer großen Zahl von Störungen begleitet, z.B. Kyphoskoliose, gebogene Finger, Anomalien des Haares und der Ohren, zervikale Rippen, Spina bifida, basiläre Impression, Fusion der Zervikalwirbel mit Verkürzung des Nackens, *Arnold-Chiari*-Mißbildung usw.

Diagnostik

Die Syringomyelie ist eine Erkrankung des Rückenmarks. Die Diagnose typischer Fälle kann auf der Basis der Symptome leicht gestellt werden: Schmerzen in den Armen und im Nacken in Verbindung mit Sensibilitätsstörungen, Muskelschwäche und -atrophie in den Armen und in schweren Fällen spastische Lähmungen. Im Frühstadium ist die Diagnose allerdings schwierig; ebenso in Fällen mit schnell fortschreitender Erkrankung. Es ist nicht selten, daß die Syringomyelie in Verbindung mit einem intramedullären Tumor auftritt.

In einem Computertomogramm kann die Syringomyelie aufgedeckt werden; aber es ist schwierig, die komplette Ausdehnung der Höhle aufzuzeigen. Die Höhle im Bereich der

Thorakalregion ist schwer darstellbar. Die Computertomographie mit wasserlöslichem Kontrastmittel, z.B. Metrizamide, bildet das Rückenmark genau ab und kann die Höhle der Syringomyelie zeigen. Die NMR-Darstellung ist die schnellste und nichtinvasivste Methode für die Diagnostik der Syringomyelie. Das gesamte Gehirn und das zervikale Rückenmark können in einem Bild dargestellt werden. Auch die thorakale und lumbale Region des Rückenmarks ist gut abbildbar. Es zeigt die genaue Ausdehnung der Höhle und/oder des Tumors.

Akupunkturbehandlung

Die Akupunktur ist bei der Behandlung der Syringomyelie symptomatisch, vor allem gegen Schmerz und Parästhesie. Sie kann nicht den intramedullären Tumor behandeln. Die Koexistenz von Syringomyelie und einem spinalen Tumor sollte vor der Akupunkturbehandlung ausgeschlossen werden.

Punktauswahl

Obwohl manchmal die Thermoanästhesie als erstes Symptom durch den Patienten selbst entdeckt wird, wenn er heißes Wasser nicht als heiß empfindet und diese Analgesieverletzungen ohne Schmerzempfindung mit sich bringt, kommen die meisten Patienten wegen Muskelschwäche und Schmerzen in den Händen zum Arzt. Der Schmerz wird als brennend, einschießend und oft als andauernd bezeichnet und stellt für den Patienten eine deutliche Belastung dar. Die Hauptaufgabe der Akupunkturbehandlung ist die Linderung des Schmerzes. Der Patient wird an Punkten entsprechend der betroffenen Segmente und der schmerzhaftesten Körpergebiete behandelt.

Körperakupunkturpunkte:

Hauptpunkte (zwei Punktkombinationen):

1. HUATUOJIAJI rechts C3, C5, C7, links C4, C6, Th1
2. HUATUOJIAJI rechts C4, C6, Th1, links C3, C5, C7

Zusätzliche Punkte (zwei Punktkombinationen):

Falls der Schmerz in die Schultern, die Arme und in die Finger ausstrahlt, werden folgende Punkte zusätzlich akupunktiert:

Di 15, Di 11, Di 4

Falls Schmerz in der interskapulären Region auftritt, werden folgende Punkte zusätzlich behandelt:

HUATUOJIAJI rechts Th2, Th4, Th6, links Th1, Th3, Th5 oder rechts Th1, Th3, Th5, links, Th2, Th4, Th6

Falls Schmerz in der vorderen Brustwand auftritt, werden folgende Punkte zusätzlich gestochen:

KG 17, H 7

Falls sich Schmerz in der okzipitalen Region darstellt, werden zusätzlich folgende Punkte ausgewählt:

G 20, G 5

Falls der Schmerz bis in den Scheitel ausstrahlt,
werden zusätzlich folgende Punkte akupunktiert:

G 20, LG 20

In einer Behandlung werden sechs bis 10 Punkte gestochen.

Ohrakupunkturpunkte:

Nacken, Brust, sympathisches Nervensystem, 3Erwärmer Schulter, Okziput, Endokrinium, Gehirnstamm.

In einer Behandlung werden zwei bis sechs Punkte behandelt.

Nadelmanipulation

Körperakupunktur:

Die Nadeln werden schnell eingestochen. Auf das Erreichen des Nadelgefühls wird größter Wert gelegt. Die Nadeln werden für 30 bis 45 Minuten belassen und alle 15 bis 20 Minuten manipuliert, um das Nadelgefühl zu restimulieren. Auch am Ende der Behandlung werden die Nadeln restimuliert. Eine Behandlungsperiode besteht aus zehn bis zwölf Behandlungen. Die Patienten werden täglich oder jeden zweiten Tag, entsprechend der Schmerzintensität, behandelt. Falls nach einer Behandlungsperiode eine Verbesserung des Zustandes auftritt, wird nach einer Pause von einer Woche eine zweite Behandlungsperiode angefügt. Zwischen zwei Körperakupunkturbehandlungen kann Ohrakupunktur zusätzlich angewandt werden.

Elektroakupunktur:

Die Nadeln werden manipuliert bis das Nadelgefühl erreicht wird. Dann werden die Nadeln an das elektrische Stimulationsgerät angeschlossen. Ein intermittierender Strom mittlerer Intensität wird für 20 bis 30 Minuten eingeschaltet. Eine Behandlungsperiode besteht aus zehn bis zwölf Behandlungen. Wie bei der Körperakupunktur wird eine zweite Behandlungsperiode angeschlossen, falls eine Verbesserung des Zustandes eintritt.

Ohrakupunktur:

Die Ohrakupunkturpunkte werden mit Dauernadeln versehen und dreimal pro Tag massiert. Alternativ zu den Dauernadeln können kleine Stückchen getrockneter Bohnen aufgeklebt werden. Es wird zweimal pro Woche behandelt; eine Behandlungsperiode besteht aus vier bis sechs Behandlungen. Zwischen zwei Behandlungen wird eine Pause von einem Tag eingelegt.

Die Ergebnisse konventioneller, nicht-operativer und operativer Therapien der Syringomyelie sind enttäuschend. Die Akupunkturtherapie ist einfach und sicher. Selbst wenn die Akupunkturtherapie nur langsam hilft, wird sie von den Patienten doch als Verbesserung empfunden. Zur Aufrechterhaltung des Therapieerfolgs werden eine oder zwei Akupunkturbehandlungen pro Woche über eine Periode von mehreren Monaten durchgeführt.

Fallbeispiel

Ein 37jähriger Bauer bemerkte an seinem linken Arm kalte und schmerzhafte Mißempfindungen, und sein linker kleiner Finger konnte seit sieben Jahren nicht mehr ausgestreckt werden. Er beobachtete auch eine fortschreitende Muskelschwäche und -schwund sowie eine zunehmende Schwerfälligkeit der Hände seit fünf Jahren. Zusätzlich trat zur selben Zeit übermäßiges, spontanes Schwitzen auf, vor allem im Gesicht, den Armen und auf der Brust, wenn der Patient heiße Speisen aß. Ungefähr zwei Jahre später, hatte er wiederholt Verbrennungsunfälle, ohne daß er Schmerz verspürte. Er hatte einen dumpfen Schmerz im Nacken und in der interskapulären Region sowie einen brennenden Schmerz im linken Arm. Er wurde mit Gaben von Vitamin B 1 und B 12 ohne Erfolg behandelt.

Die neurologische Untersuchung ergab eine verringerte Kraft beider Hände und eine Atrophie der kleinen Muskeln der Hand, die auf der linken Seite stärker waren und in Verbindung mit einer leichten Kontraktur des linken vierten und kleinen Fingers auftraten. Es bestand Thermoanästhesie und Analgesie in den Segmenten C 2 bis T 8. Sensibilität auf leichte Berührung, Vibration und die Tiefensensibilität waren normal. Die Sehnenreflexe des Armes waren eingeschränkt. Eine Beeinträchtigung der Reflexe an den Knien und am Fuß war nicht erkennbar. Der Plantarreflex war deutlich. Der Patient hatte eine leichte Skoliose und Asymmetrie der Brust.

Die NMR-Darstellung zeigte eine große intramedulläre Höhle, die von der oberen Zervikalregion C 2 bis in die Thorakalregion ungefähr T 7 reichte. Die Höhle war in der Zervikalregion deutlich vergrößert, in Verbindung mit einer *Arnold-Chiari*-Mißbildung (Typ 1 – chronische Tonsillarhernie).

Obwohl in diesem Fall deutliche Zeichen für eine typische Syringomyelie sprachen, hätte man ohne eine NMR-Darstellung nur eine Verdachtsdiagnose aufstellen können. Nur so konnte die Größe, die Ausdehnung und die Form der Höhle bestimmt werden.

Therapie und Verlauf

Der Patient wurde w. o. angegeben behandelt.

Folgende Akupunkturpunkte wurden ausgewählt:

1. HUATUOJIAJI rechts C3, C5, Th4, links C5, Th1, Th6, Di 15, Di 11, Di 4
2. HUATUOJIAJI rechts C5, Th1, Th6, links C3, C7, Th4, H 7

Elektrostimulation wurde dreimal pro Woche angewandt. Die zwei Punktkombinationen wurden abwechselnd behandelt. Der Schmerz verringerte sich in seiner Intensität schrittweise nach der ersten Behandlungsperiode. Nach einer Pause von einer Woche wurde eine zweite Behandlungsperiode angefügt. In dieser Pause wurde mit Ohrakupunktur behandelt. Als Ohrakupunkturpunkte wurden folgende Punkte gestochen:

Nacken, Schulter, Brust, Endokrinium und SHENMEN.

Nach vier Behandlungsperioden war der brennende Schmerz verschwunden.

Nachuntersuchung

Nach drei Monaten trat der brennende Schmerz wieder auf. Der Patient wurde mit Akupunktur weiterbehandelt.

Kapitel 7

Diabetische Neuropathie

Aufgrund der weiten Verbreitung von Diabetes sollte die Diabetische Neuropathie in Akupunkturkreisen auf dem Gebiet der Forschung und der Therapie größeres Interesse finden. Es gibt eine Anzahl neurologischer Komplikationen der Diabetes mellitus. Bisher konnte aber noch keine akzeptierte Klassifikation der neurologischen Dysfunktionen gefunden werden, da entweder entsprechend klinischer, pathologischer und pathogenetischer Gesichtspunkte klassifiziert werden kann. Aber eines ist sicher:

Diabetes führt sehr häufig zu Beeinträchtigung peripherer Nerven. Einige Kliniker behaupten, daß in jedem Fall bis zu einem bestimmten Grad neuropathologische Änderungen bei Diabetes auftreten. Vor allem in Fällen, die nicht genau eingestellt, unbehandelt oder schlecht kontrolliert werden, treten neuropathologische Veränderungen auf. Auch erhöhte Vitamingaben können diese Veränderungen nicht aufhalten.

Die symmetrische periphere Neuropathie ist häufiger als die einseitige oder multiple Mononeuropathie. Die Ätiologie ist nicht vollständig geklärt. Die Veränderungen können durch Degeneration der peripheren Nerven und Nervenwurzeln eine Okklusion der Nervengefäße (vor allen Dingen bei der multiplen Mononeuropathie) und durch Degeneration der sympathischen Ganglien (autonome Neuropathie) entstehen. Einige Veröffentlichungen berichten, daß die diabetische Neuropathie manchmal durch die Degeneration der unteren Motoneuronen und der peripheren sensorischen Neuronen in dem hinteren Wurzelganglion verursacht wird.

Klinisches Bild

Der Beginn ist üblicherweise graduell. Die Erkrankung weitet sich über eine Periode von Wochen und Monaten aus. Sie ist charakterisiert durch Schmerz und Parästhesie, die üblicherweise symmetrisch lokalisiert sind, sowie durch Muskelempfindlichkeit und Krämpfen in der Unterschenkelmuskulatur. Gelegentlich kann der Beginn akut sein. Die unteren Extremitäten sind viel häufiger betroffen als die oberen Extremitäten. Der Schmerz kann dauernd oder intermittierend sein. Er kann scharf, brennend oder unbestimmt sein. Distale Muskelschwäche und -atrophie können auftreten, sind aber oft nicht sehr ausgeprägt. Es besteht eine Hypästhesie im Bereich der Hände und Füße mit reduzierten oder fehlender Vibrationssensibilität und Einschränkung der Fußbeweglichkeit. In mehr chronischen Fällen können die Sehnenreflexe generell fehlen.

Die diabetische Mononeuropathie oder multiple Mononeuropathie ist seltener als die symmetrische Neuropathie. Ihre verbreitetsten Lokalisationen sind der Nervus ischiadicus und seine Äste oder die Nerven des Plexus brachialis. Der Schmerz kann entlang der entsprechenden Nervenverläufe ausstrahlen oder projizieren.

Eine Lähmung des 3., 4. oder 6. Hirnnervs, kann eine diabetische Ophthalmoplegie verursachen. In langandauernden Fällen ist sie üblicherweise nur leicht ausgeprägt. Manchmal tritt sie in Verbindung mit geringem Schmerz um die Orbita herum auf. Die Pupillen sind gewöhnlich normal.

Die Beeinträchtigung des autonomen Nervensystems ist häufig. Gelegentlich können diese Beeinträchtigungen die einzigen klinischen Manifestationen sein. Die Folgen sind: autonome Dysfunktionen, wie z.B. Magenatonie, Incontinentia und Retention von Urin, Impotenz usw..

Diagnostik

Die Diagnostik der Diabetischen Neuropathie ist nicht schwierig. Es sollte vor allen Dingen daran gedacht werden, daß die Symptome der Neuropathie gelegentlich ein Fortschreiten der Diabetes anzeigen können oder sogar die Initialsymptome einer Diabetes darstellen. Deshalb sollten Patienten mit neuropathischen Symptomen in jedem Fall einem Glukosetoleranztest unterzogen werden.

Akupunkturbehandlung

Bei allen Komplikationen von Diabetes mellitus sollte der Kohlehydratmetabolismus durch Diät, Körpergewichtskontrolle und blutzuckersenkende Arzneimittel kontrolliert werden. Es ist bekannt, daß es keine Beziehung zwischen dem Auftreten von neuropathischen Symptomen und der Dauer und des Schweregrades oder der Kontrolle der Diabetes gibt. Die Akupunkturbehandlung ist sehr nützlich in Fällen mit Neuropathie, vor allem, wenn die Diabetes gut eingestellt ist.

Die Diabetes mellitus wird bereits im NEIJING (dem ältesten medizinischen Handbuch der Geschichte) mit dem Begriff XIAN DAN beschrieben. Im Klassiker "Tausend goldene Rezepte" von SUN SIMIAO (652 n.Chr.) wird dokumentiert, daß der Urin bei Patienten mit Diabetes mellitus süßlich schmeckt. SUN SIMIAO benutzte den Begriff XIAO KE und klassifizierte in drei Gruppen: den oberen, mittleren und unteren Erwärmer betreffend entsprechend des erkrankten Organs. Er legte dar, daß die Ursache im oberen Erwärmer Lungen-Hitze (charakterisiert durch Polydipsie), im mittleren Erwärmer Magen-Hitze (charakterisiert durch Polyphagie) und im unteren Erwärmer ein Leere-Zustand der Niere (charakterisiert durch Polyurie) verantwortlich wäre.

Entsprechend dieser Standpunkte sind die Behandlungsprinzipien bei der Diabetes mellitus folgende:

1. Oberer XIAO KE: Kühlen der Lungen-Hitze
   und Förderung der Produktion von Körperflüssigkeit,
2. Mittlerer XIAO KE: Kühlen der Magen-Hitze,
3. Unterer XIAO KE: Tonisieren der Niere.

Die Traditionelle Chinesische Medizin legt größten Wert auf die Diät, deren Einhaltung vor allen Dingen vom Patienten selbst kontrolliert werden muß.

Punktauswahl

Es werden Punkte entlang der betroffenen Meridiane oder der innen-außen-gekoppelten Meridiane ausgewählt. Außerdem kommen Nahpunkte der betroffenen Gebiete zum Einsatz.

Die Meridianpaare mit Innen-Außen-Kopplung sind folgende:
Lunge und Dickdarm, Magen und Milz, Blase und Niere.

Körperakupunktur:
Hauptpunkte (zwei Punktkombinationen):
1. M 36, M 40, M 41, Di 4, Di 10, Di 11
2. B 37, B 40, B 57, B 60, N 3, L 4

Zusätzliche Punkte (zwei Punktkombinationen):
Bei Blasendysfunktionen:
1. M 25, M 27, M 28, L 3, MP 9
2. B 31, B 32, B 33, B 34, B 52, B 28

Bei Impotenz:
1. KG 3, KG 4, KG 6
2. LG 3, LG 4, B 27, B 23

Bei diabetischer Ophthalmoplegie:
1. B 1, B 2, ASHI-Punkte rund um die Orbita
2. L 7, B 18, B 23

Zur Tonisierung und Beruhigung:
1. KS 6, M 36
2. B 15, H 7

In einer Behandlung werden sechs bis zehn Punkte akupunktiert.

Ohrakupunktur:
Hauptpunkte:
Durstpunkt (zwischen den Punkten äußere Nase und PINGJIAN-Punkten lokalisiert), Hungerpunkt (zwischen den Punkten äußere Nase und Nebenniere lokalisiert), Pankreas, Endokrinium

Zusätzliche Punkte:
SHENMEN, Subkortex, Arm, 3Erwärmer, Lunge, Magen, Niere, Blase

Pro Behandlung werden vier bis sechs Punkte ausgewählt.

Nadelmanipulation

Elektrostimulation:

Die Nadeln werden manipuliert, um das Nadelgefühl zu erreichen. Beim Auftreten des maximalen Nadelgefühls werden die Nadeln an das elektrische Stimulationsgerät angeschlossen. Ein intermittierender Strom mittlerer Intensität wird für 20 bis 30 Minuten zugeschaltet. Es wird täglich oder jeden zweiten Tag behandelt. Die zwei Punktkombinationen werden abwechselnd angewandt. Eine Behandlungsperiode besteht aus zehn Behandlungen. Nach einer Behandlungsperiode wird eine weitere Behandlungsperiode angeschlossen, wenn sich der Zustand des Patienten verbessert. Zwischen zwei Behandlungsperioden wird eine Pause von einer Woche, in der mit Ohrakupunktur behandelt werden kann, eingefügt.

Bei der Akupunktur der SHU-Rückenpunkte der Thorakalregion dürfen die Nadeln nicht senkrecht eingestochen werden, um einen Zwischenfall (Pneumothorax, vor allem bei mageren Patienten) zu vermeiden. Die Nadel wird nach medial seicht eingestochen.

Ohrakupunktur:

Die Ohrakupunkturpunkte werden mit Dauernadeln versehen. Diese werden alle drei bis fünf Tage gewechselt. Die Nadeln werden vom Patienten dreimal pro Tag massiert. Eine Behandlungsperiode besteht aus fünf bis acht Behandlungen. Zwischen zwei Behandlungen wird eine Pause von ein bis zwei Tagen eingelegt. Unsere Erfahrung hat gezeigt, daß die therapeutischen Ergebnisse der Ohrakupunktur bei Diabetischer Neuropathie nicht so gut sind wie die Ergebnisse der Körperakupunktur und Elektrostimulation. Die Ohrakupunktur kann als zusätzliche Therapie zum Einsatz kommen.

Fallbeispiel

Bei einer 46jährigen Arbeiterin war vier Jahre zuvor auf der Basis von Polydipsie und Polyphagie Diabetes mellitus diagnostiziert worden. Der Blutglukosespiegel und der Zuckerspiegel im Urin waren erhöht. Ihre Symptome wurden durch Diät und durch antidiabetische Medikamente kontrolliert. Sie fühlte sich wohl, bis drei Monate zuvor ein dauerndes Kribbelgefühl und ein brennender Schmerz in den Beinen aufgetreten waren, die sich immer in der Nacht verstärkten. In den folgenden Monaten bemerkte sie zum ersten Mal auch Schmerzen in ihren Armen, die aber nicht so stark waren wie in den Beinen. Sie zeigte keine Blasensymptome und Muskelschwächesymptome.

Die Patientin hatte Übergewicht. Die allgemeine körperliche Untersuchung war ohne Befund. Die Augenbewegungen und die Untersuchung der Hirnnerven waren normal. An den unteren Extremitäten waren Berührungs- und Schmerzempfindlichkeit festzustellen, ebenso an den oberen Extremitäten, aber mit geringerem Ausmaß. Es zeigte sich eine Empfindlichkeit der Unterschenkelmuskulatur. Dort trat ein leichter Muskelschwund auf; der Tonus der Muskulatur war erniedrigt. Es bestand eine leichte Muskelschwäche der distalen Muskeln des Beines. Die Fußreflexe waren verloren gegangen. Die neurologische Untersuchung zeigte normale Befunde.

Die Laboruntersuchung ergab einen normalen Blutglukose- und normalen Urinzuckerspiegel.

Klinisch kann die Diabetische Polyneuropathie nicht von Polyneuropathien anderer Genese unterschieden werden. Es sollte allerdings bei jedem Patienten mit langandauernder Diabetes mellitus nach Symptomen von Neuropathien gesucht werden, selbst wenn die Diabetes gut kontrolliert ist.

Therapie und Verlauf

In diesem Fall wurde die Akupunkturtherapie zur Schmerzbehandlung herangezogen. Folgende Punkte wurden ausgewählt: Die zwei Punktkombinationen wurden abwechselnd angewandt:

1. M 36, M 40, M 41, Di 4, Di 10, Di 11
2. B 40, B 57, B 60, H 7

Nach Erreichen des Nadelgefühls wurden die Punkte elektrisch stimuliert. Die Patientin wurde w.o. angegeben behandelt. Sie zeigte nach den ersten sechs Behandlungen eine deutliche Verbesserung ihrer Schmerzen und Sensibilitätsstörungen. Nach einer Behandlungsperiode trat nach den eigenen Angaben der Patientin eine 80%ige Verbesserung ein. Am Ende der zweiten Behandlungsperiode verschwanden die neuropathischen Symptome ganz.

Nachuntersuchung:

Sechs Monate nach der Behandlung war die Patientin symptomfrei.

Kapitel 8

Medikamenteninduzierte periphere Neuropathie

Es gibt Medikamente, die als Nebenwirkungen periphere neuropathische Symptome verursachen. Diese können manchmal ein schweres Ausmaß annehmen, vor allen Dingen, wenn eine direkte toxische Wirkung auf die peripheren Nervenfasern erfolgt. In diesen Fällen kann eine Degeneration der Achsenzylinder und der Myelinscheiden gefunden werden. Nicht alle Patienten, die neurotoxische Medikamente bekommen, werden toxische Symptome bekommen. Es sind viele Faktoren bekannt, die einen Einfluß auf die individuelle Reaktion eines Patienten auf Medikamente beeinflussen. Manche Patienten neigen stärker als andere dazu, neuropathische Symptome zu entwickeln, selbst wenn das Medikament nur in der üblichen therapeutischen Dosis verabreicht wird.

Es ist wichtig, die medikamenteninduzierten neuropathischen Symptome zu erkennen, nicht nur um die Medikamente abzusetzen, sondern auch weil diese Medikamente auch andere schwerere Erkrankungen verursachen können. In manchen Fällen verschwinden die Symptome nach Absetzen des Medikaments nur sehr langsam. Dies dauert oft Wochen und Monate oder sogar Jahre.

Klinisches Bild

Das Bild der Medikamenteninduzierten peripheren Neuropathie ist typischerweise das einer symmetrischen, gemischt motorisch-sensorischen Nervenaffektion mit Schmerzen, Parästhesien, Muskelschwäche und -atrophie der distalen Muskulatur, Verlust der Sehnenreflexe, Nervenempfindlichkeit und Anästhesie an Händen und Füßen. Die Symptome betreffen mehr die Beine als die Arme. Die sensiblen Symptome überwiegen die motorischen Symptome, die eher mild ausgeprägt sind. Einige Medikamente können Mononeuropathien oder multiple Neuropathien induzieren und hauptsächlich den Nervus ischiadicus, Nervus peronaeus communis und die Hirnnerven betreffen.

Die Symptome können unmittelbar nach Medikationsbeginn (innerhalb von zwei bis fünf Tagen) auftreten oder sich erst nach einer längeren Behandlungszeit mit Medikamenten (ein bis mehrere Jahre) entwickeln.

Akupunkturbehandlung

Punktauswahl

Körperakupunktur:

Hauptpunkte (zwei Punktkombinationen):

1. MP 6, G 34, M 40, N 3, Di 11, Di 10, Di 4
2. B 57, B 60, Lu 7, Lu 5

Zusätzliche Punkte:

Zur Tonisierung: KS 6, H 7, M 36

Der Punkt MP 6 ist der Kreuzungspunkt des Leber-, Milz-Pankreas- und Nieren-Meridians. Er ist wirksam bei der Blutentgiftung und fördert die Funktionen des Magens, der Milz und der Leber.

In einer Behandlung werden vier bis acht Punkte, entsprechend der betroffenen Körpergebiete, gstochen.

Ohrakupunkturpunkte:

Bein, Arm, Subkortex, sympathisches Nervensystem, SHENMEN, Endokrinium

Pro Behandlung werden drei bis fünf Punkte angewandt.

Nadelmanipulation

Körperakupunktur:

Die Nadeln werden schnell eingestochen. Üblicherweise wird beidseits akupunktiert. Nachfolgend werden die Nadeln manipuliert, bis das Nadelgefühl erreicht wird. Die Nadeln werden 20 bis 30 Minuten belassen und dabei alle fünf bis 10 Minuten manipuliert, um das Nadelgefühl zu verstärken. Es wird dreimal pro Woche behandelt. Falls der Patient keine Verbesserung der Beschwerden nach drei bis sechs Behandlungen zeigt, werden andere Punktkombinationen ausgewählt oder die Punkte elektrisch stimuliert. Eine Behandlungsperiode besteht aus zehn bis zwölf Behandlungen.

Ohrakupunktur:

Die Ohrakupunkturpunkte werden mit Dauernadeln versorgt, die alle drei bis fünf Tage gewechselt werden. Das linke und rechte Ohr werden abwechselnd behandelt. Eine Behandlungsperiode besteht aus vier bis sechs Sitzungen.

Die Ohrakupunktur ist sehr wirkungsvoll, aber nach unserer Erfahrung nicht so wirksam wie die Körperakupunktur. Die Ohrakupunktur wird üblicherweise zwischen zwei Behandlungsperioden der Körperakupunktur als zusätzliche Therapie angewandt. Außerdem kommt sie zum Einsatz, wenn die Körperakupunktur keine deutliche Verbesserung ergibt.

Fallbeispiel

Ein 39jähriger Mann hatte Parästhesien an seinen Zehen und Fingern bemerkt, die innerhalb weniger Tage in die Füße und Arme ausstrahlten. Dann traten auch Schmerzen und Schwäche der distalen Muskulatur auf. Der Schmerz war dauernd, brennend und sehr stark. Die unteren Extremitäten waren stärker betroffen als die oberen Extremitäten. Einen Monat zuvor hatte er an Diarrhoe gelitten, die durch Furazolidon eine Woche lang behandelt worden war. Unmittelbar nach der Furazolidon-Gabe traten die Symptome ein. Eine Nierenerkrankung hatte nicht bestanden.

Die Untersuchung ergab eine leichte symmetrische Sensibilitätsschwäche an den Händen und Füßen. Eine Berührungsempfindlichkeit der Unterschenkelmuskulatur und eine leichte Schwäche der unteren Extremitäten, vor allem an der distalen Muskulatur. Die Sehnenreflexe waren an den Beinen nicht vorhanden und an den Armen vermindert.

Die Laboruntersuchung ergab keine Befunde.

Dies war ein Fall von Medikamenteninduzierter peripherer Neuropathie, weil die Symptome sich unmittelbar nach der Furazolidon-Medikation entwickelten.

Therapie und Verlauf

Der Patient wurde w. o. angegeben behandelt.

In der Körperakupunktur wurden folgende zwei Punktkombinationen abwechselnd angewandt:

1. MP 6, G 34, M 40, N 3, Di 11, Di 4, KS 6
2. M 36, B 57, B 60, Lu 5, Lu 7, H 7

Es wurde dreimal pro Woche behandelt.

Der Patient spürte eine deutliche Verbesserung nach acht Behandlungen. Zwei weitere Behandlungen ergaben ein vollständiges Verschwinden des Schmerzes und der Parästhesien. Die Behandlung wurde zweimal pro Woche fortgesetzt. Nach der Behandlungsperiode von zwölf Behandlungen gab der Patient ein 100prozentiges Verschwinden des Schmerzes und eine vollständige Wiederherstellung der Muskelkraft an.

Nachuntersuchung

Nach einem Jahr war der Patient schmerzfrei geblieben.

Kapitel 9

Guillain-Barré-Syndrom

Das Guillain-Barré-Syndrom (GBS) ist eine der verbreitetsten Formen von Polyneuropathie. Synonym zu dem Begriff GBS werden folgende Begriffe verwendet:

Postinfektiöse Polyneuritis, akute infektiöse Polyneuritis, fiebrige Polyneuritis, postinfektiöse Polyradikuloneuropathie, akute Polyneuronitis mit doppelseitiger Gesichtslähmung und Neuronitis mit albuminzytologischer Dissoziation.

Zum gegenwärtigen Stand wird die Erkrankung als Autoimmunstörung infolge einer vorangegangenen Virusinfektion oder einer anderen Infektion angesehen, welche die Aktivität der Immunzellen herabsetzt. Es erkranken mehr Männer als Frauen in jedem Alter mit einem statistischen Höhepunkt im Alter zwischen 20 und 50 Jahren.

Klinisches Bild

Das GBS entwickelt sich häufig nach Zuständen wie Infektionen der oberen Luftwege, Influenza, Tonsillitis, Bronchitis, Pneumonie, gastrointestinale Entzündungen, Masern, Scharlach, Windpocken, Enzephalitis, Hepatitis und Impfungen. Nach diesen Erkrankungen besteht eine Latenzperiode von durchschnittlich ein bis drei Wochen. Parästhesien sind oft das erste Symptom. Die Beine sind am häufigsten betroffen. Es folgt schnell eine Muskelschwäche sowie eine Lähmung der Beine, manchmal auch der Brust- und Bauchmuskeln. Die Beschwerden treten symmetrisch auf, beginnen an den Beinen und steigen schrittweise zum Rumpf und den oberen Extremitäten nach oben. Die Lähmung erreicht einen Höhepunkt zwischen dem fünfzehnten und dem zwanzigsten Tag. Die Atemmuskulatur kann geschwächt sein, woraus Atemstörungen resultieren.

Selten tritt Fieber auf. Manchmal besteht eine leichte Temperaturerhöhung während der Entwicklung der Lähmung. Schmerzen in den Beinen und im Rücken können auftreten, sind aber nicht konstant. Üblicherweise besteht eine Empfindlichkeit der Muskulatur und der Nerven. Am Anfang der Erkrankung tritt keine Muskelatrophie auf; diese kann jedoch später entstehen.

Nach und nach entwickelt sich das charakteristische klinische Bild:

Vollständige Lähmung der Beine, teilweise Lähmung der oberen Extremitäten und Befall bestimmter Hirnnerven, periphere Fazialislähmung, die eine beidseitige Gesichtslähmung verursacht, Lähmung des 9., 10., 6., 3., 12. und 5. Hirnnervs (in der Reihenfolge der Häufigkeit). Diese Symptome können einzeln oder kombiniert auftreten. Der 8. Hirnnerv ist nahezu nie betroffen, ebenso nur in einfachen Fällen der Nervus opticus und olfactorius. Die sensiblen Störungen sind weniger schwer als die motorischen Symptome. Sie sind hauptsächlich subjektiv: Ein Gefühl des Ameisenlaufens, Kribbeln und Taubheit. Objektive sensible Störungen sind: Hypalgesie oder Hypästhesie, Schwäche der Tiefensensibilität und der Vibrationsempfindung, vor allen Dingen am distalen Teil der Beine.

Die Untersuchung der Spinalflüssigkeit ergibt einen Anstieg von Proteinen, die zwischen 80 und 1000 mg oder mehr pro 100 ml variieren. Der Anstieg der Proteinkonzentration beginnt in der zweiten Woche der Lähmung bei einer normal bleibenden Zellenanzahl (albuminzytologische Dissoziation). In seltenen Fällen ist ein Anstieg der Zellen in der Spinalflüssigkeit bis zu 100 Lymphozyten pro ml festzustellen.

Prognose

Wenn die Symptome ihr Maximum erreicht haben, bleibt dieser Zustand für ungefähr zehn Tage unverändert, bevor ein Abklingen der Symptome geschieht. Dieses Abklingen ist sehr langsam und dauert normalerweise drei bis sechs Monate, in manchen Fällen auch ein Jahr oder länger. Es bleiben leichte Beschwerden, vor allem Muskelschwäche, zurück.

Akupunkturbehandlung

Die Akupunkturtherapie sollte bereits im Frühstadium der Erkrankung beginnen, während der Patient noch im Bett liegt. Die Behandlung soll auf die Bedürfnisse des Patienten abgestimmt sein und einen Monat lang, falls notwendig, durchgeführt werden.

Punktauswahl

Körperakupunktur:

In der Literatur der Traditionellen Chinesischen Medizin können keine Hinweise auf GBS gefunden werden. Die Akupunkturpunkte werden entsprechend den betroffenen Gebieten ausgewählt.

Hauptpunkte (zwei Punktkombinationen):

Für die unteren Extremitäten:

1. M 32, M 36, M 40, M 41, G 39
2. M 33, G 31, G 34, MP 6, B 60.

Für die oberen Extremitäten:

1. Di 15, Di 11, KS 6, Lu 7, H 5
2. Di 14, KS 3, 3E 5, H 7, Di 4

Pro Behandlung werden sechs bis zehn Punkte akupunktiert.

Zusätzliche Punkte:

Für die doppelseitige Gesichtslähmung:

3E 17, Dü 19, M 7, M 6, M 4, Dü 18, G 14, 3E 22, Di 20
ASHI-Punkte rund um die Orbita
Motorische Punkte des Nervus facialis

Bei Lähmung des 9. und 10. Hirnnerven:

KG 23

Bei Ophthalmoplegie:

G 1, Extrapunkt TAIYANG
ASHI-Punkte rund um die Orbita.

Die Hauptpunkte sind obligat. Die zusätzlichen Punkte werden entsprechend den verschiedenen Symptomen des Patienten behandelt.

Ohrakupunkturpunkte:

Hauptpunkte:

Milz, Bein, Halswirbelsäule, Brustwirbelsäule, Lendenwirbelsäule, Sakralwirbelsäule, Gesicht, 3Erwärmer, Sympathisches Nervensystem.

Zusätzliche Punkte:

SHENMEN, Gehirnstamm, Subkortex, Niere

Pro Behandlung werden vier bis acht Punkte akupunktiert. Entsprechend der Traditionellen Chinesischen Medizin ist die Milz verantwortlich für die Aktivitäten der Extremitäten und das Wachstum der Muskeln. Deshalb wird der Ohrpunkt Milz als einer der wichtigsten Punkte ausgewählt.

Nadelmanipulation

Körperakupunktur:

Bei der Körperakupunktur werden die Nadeln manipuliert, bis das Nadelgefühl erreicht ist. Dann werden die Nadeln für 30 bis 60 Minuten belassen. Sie werden dabei im Abstand von 10 bis 15 Minuten stimuliert, um das Nadelgefühl zu verstärken.

Es wird täglich behandelt; die zwei Punktkombinationen kommen abwechselnd zum Einsatz. Eine Behandlungsperiode besteht aus zehn bis zwölf Behandlungen. Zwischen zwei Behandlungsperioden wird eine Pause von fünf bis sieben Tagen eingelegt. Normalerweise werden zwei bis vier Behandlungsperioden durchgeführt.

Ohrakupunktur:

Die Ohrakupunkturpunkte werden mit Dauernadeln versorgt, die alle drei bis fünf Tage gewechselt werden.

Die Ohrakupunktur ist nicht so wirkungsvoll wie die Körperakupunktur. Sie wird normalerweise zwischen zwei Behandlungsperioden der Körperakupunktur oder zusätzlich, wenn Hirnnerven betroffen sind, angewandt.

Fallbeispiel

Ein 27jähriger Mann entwickelte ein Gefühl des Ameisenlaufens und Kribbelns in seinen Füßen und seinen Fingern. Zwei Tage später bemerkte er eine Schwäche der Beine und am folgenden Tag eine Schwäche der Arme. Er stellte fest, daß es unmöglich war, seine Augen ganz zu schließen. Beim Essen flossen Speichel und Speisen aus seinem Mund. Die Schwäche verstärkte sich in den nächsten zwei Wochen und zwang ihn zur Bettruhe. Es bestand keine Incontinentia. Drei Wochen zuvor hatte er für einige Tage eine Influenza mit Fieber durchgemacht.

Klinische Untersuchung

Es wurde eine schwere symmetrische, periphere Gesichtslähmung gefunden. Die Augenbewegungen waren normal. Es bestand eine mittlere symmetrische Lähmung aller vier Extremitäten. Diese Lähmung war hauptsächlich an der distalen Muskulatur lokalisiert; die Beine waren stärker betroffen als die Arme. Der Muskeltonus war reduziert; die Muskelmasse war nicht reduziert. Die Schmerz-, Berührungs- und Temperaturempfindlichkeit waren normal. Es bestand eine Berührungsempfindlichkeit der Unterschenkelmuskulatur. Die Tiefensensibilität in den Füßen war leicht eingeschränkt. Es bestand ein vollständiger Verlust aller Sehnenreflexe der Extremitäten. Die Untersuchung der spinalen Flüssigkeit ergab eine albuminzytologische Dissoziation.

Es handelte sich um einen typischen Fall von GBS mit symmetrischer Lähmung der vier Extremitäten und doppelseitiger Gesichtslähmung.

Therapie und Verlauf

Der Patient wurde w. o. angegeben behandelt.

Zwei Punktkombinationen der Körperakupunktur wurden akupunktiert.

Für die Extremitäten:

1. M 32, M 36, G 39, Di 15, Di 11, KS 6
2. M 33, G 34, MP 6, Di 14, KS 3, Di 4.

Für die doppelseitige Gesichtslähmung:

1. 3E 17, M 6, Dü 18, G 14, Extrapunkt TAIYANG
2. Dü 19, M 7, M 4, 3E 22.

Der Patient wurde während der ersten Behandlungsperiode täglich behandelt, dann dreimal und zweimal pro Woche in der zweiten und dritten Behandlungsperiode. Zwischen den Behandlungsperioden wurden jeweils fünf Pausentage eingelegt. Eine Behandlungsperiode bestand aus zehn Behandlungen.

Ohrakupunktur wurde zwischen den Behandlungsperioden mit Körperakupunktur angewandt. Es wurden folgende Ohrakupunkturpunkte ausgewählt:

Milz, SHENMEN, 3Erwärmer, sympathisches Nervensystem und Gesicht

Nach zwei Behandlungsperioden waren die Symptome deutlich verbessert. Der Patient konnte am Ende der dritten Behandlungsperiode gehen und seine Augen vollständig schließen.

Nachuntersuchung:

Nach einem Jahr waren die Symptome der GBS nicht wieder aufgetreten.

Kapitel 10

Bell'sche Lähmung

Die Lähmung des Nervus facialis ist eine der verbreitetsten neurologischen Erkrankungen, die mit Akupunktur behandelt werden. Sie entsteht durch Läsionen im zentralen Nervensystem und im peripheren Verlauf des Nervus facialis. Der Begriff "Bell'sche Lähmung" sollte nur bei denjenigen Fällen angewandt werden, bei denen die Fazialislähmung ohne neurologische Anomalitäten auftritt. Ungefähr 80 % aller Fälle mit Fazialislähmung gehören in diese Kategorie.

Die Ätiologie dieser Störung ist ungewiß. Es gibt Hinweise, daß die Bell'sche Lähmung das Ergebnis eines Ödems des Nervus facialis im Canalis facialis ist. Diese Erkrankung ist sehr häufig und scheint eine Folge von Virusinfektion zu sein. Als Ergebnis der Entzündung drückt ein Ödem im engen, knöchernen Canalis facialis auf den Nerven und beeinträchtigt die Nervenfunktion. Der Begriff "Bell'sche Lähmung" sollte nicht auf die periphere Fazialislähmung mit bekannter Ätiologie angewandt werden.

Die Bell'sche Lähmung kann in jedem Alter auftreten. Sie ist am verbreitetsten bei jungen Erwachsenen; Männer sind häufiger betroffen als Frauen. Häufig besteht eine Krankengeschichte mit Belastung durch exzessive Kälte. Bei kaltem Wetter kommen Bell'sche Lähmungen gehäuft vor.

Klinisches Bild

Die Bell'sche Lähmung beginnt akut und nahezu immer einseitig. Eine beidseitige Lähmung ist sehr selten. Sie erreicht üblicherweise innerhalb weniger Stunden bis wenige Tage ihren Höhepunkt. Sie kann mit Schmerz oder Mißempfindung im oder hinter dem Ohr, in der Region des Foramen stylomastoideus zwischen Unterkiefer und Mastoid einhergehen.

Die oberen und unteren Gesichtsmuskeln sind immer gleichzeitig betroffen und im selben Ausmaß gelähmt. Es sind mimische und emotionale Bewegungen der betroffenen Seite behindert. Im Falle einer totalen Lähmung können die Muskeln nicht mehr bewegt werden. Die betroffene Seite ist dann unbeweglich und ausdruckslos. Die Augenbraue hängt nach unten; die Falten der Stirn glätten sich. Stirnrunzeln und Heben der Augenbraue sind unmöglich. Der Lidspalt ist erweitert; das Schließen der Augen ist nicht möglich, da auch der Musculus orbicularis oculi gelähmt ist. Wenn der Patient versucht, das Auge zu schließen, rollt sich der Augapfel nach oben (Bell'sches Phänomen). Die Fähigkeit, ein Auge unabhängig von dem anderen Auge zu schließen, ist verloren. Die Nasolabialfalte verschwindet; der Mundwinkel hängt herab. Der Patient ist unfähig, die Zähne zu zeigen, die Lippen zu schürzen oder zu pfeifen. Aufgrund der Lähmung des Musculus buccinatorius bläst sich die Wange während der Atmung auf. Der Speisebrei tendiert dazu, sich zwischen Wange und Gingiva anzusammeln.

Wenn die Corda tympani betroffen ist, besteht auch ein Geschmacksverlust auf der gleichen Seite und den vorderen zwei Dritteln der Zunge. Wenn der Musculus stapedius betroffen ist und somit die Anspannung des Trommelfells verlorengeht, kann eine Hyperakusis, vor allem für niederfrequente Töne, auftreten.

Prognose

Eine sorgfältige, elektrophysiologische Studie über akute Gesichtslähmung durch *Esslen* (*Esslen, E.*: Die akute Fazialisparese. Springer, Berlin, Heidelberg 1977) zeigte folgendes:

1. Der Prozeß, der die akute Fazialislähmung verursacht, endet spontan bis spätestens zum zehnten Tag der Lähmung.
2. Die Prognose ist gut, wenn die Degeneration der Fasern des Nervus facialis 90% nicht überschreitet. Nur bei 98 bis 100 % der Degeneration ist die Wiederherstellung bei den meisten Patienten unbefriedigend oder schlecht.

Zusammenfassend kann man sagen, daß die Prognose bei der Bell'schen Lähmung gut ist. Eine vollständige Wiederherstellung kann einige Wochen oder sogar Monate dauern.

Akupunkturbehandlung

Die Fazialislähmung wird bereits im NEIJING beschrieben: "Die Fazialislähmung wird durch Wind und Kälte verursacht, die in den Magenmeridian eindringen." Die Verfahren der Traditionellen Chinesischen Medizin sind bei der Fazialislähmung sehr erfolgreich.

Die Akupunkturbehandlung kann sowohl in akuten als auch in chronischen Zuständen angewandt werden. Eine frühzeitige Akupunkturbehandlung erscheint sehr wünschenswert. Einige Patienten mit akuter Fazialislähmung können bereits nach der ersten Sitzung wieder ihre Augen schließen, ihre Nase rümpfen und ihre Zähne zeigen. Aber auch bei Patienten mit chronischer, seit mehr als zehn Jahren bestehender Fazialislähmung, können durch Akupunkturbehandlungen befriedigende oder ausgezeichnete Ergebnisse erreicht werden.

Punktauswahl

Körperakupunktur:

Hauptpunkte (zwei Punktkombinationen):

1. 3E 17, G 14, B 1, M 2, Extrapunkt TAIYANG, M 4, Dü 18, Extrapunkt JIACHENGJIANG.
2. M 8, B 2, G 1, M 6, Di 20, M 7.

Die motorischen Punkte des Nervus facialis (dort wo die motorischen Äste des Nervus facialis die Muskulatur inserieren) können ebenfalls als Hauptpunkte akupunktiert werden.

Der Punkt 3E 17 ist ein wichtiger Punkt für die Behandlung der Fazialislähmung. Er ist nahe des Foramen stylomastoideum, wo der Nervus facialis aus der Schädelbasis austritt. Die Stimulierung dieses Punktes mit elektrischem Strom über eine Akupunkturnadel kann Bewegungen der Gesichtsmuskeln auf der gelähmten Seite verursachen. Der Extrapunkt TAIYANG ist sehr wirkungsvoll für die Schließung der Augen, ebenso wie die Punkte B 1 und G 1. Die Akupunktur dieser Punkte stimuliert den Musculus orbicularis oculi zur Kontraktion.

Zusätzliche Punkte:

Bei Hyperakusis:

Dü 19 oder 3E 21

Bei Schmerzen oder Mißempfindungen hinter oder im Ohr:

3E 17, ASHI-Punkte der Region

Zur allgemeinen Tonisierung:

M 36

Im akuten Stadium werden pro Behandlung sechs bis acht Punkte ausgewählt und akupunktiert.

Im chronischen Stadium ist die Punktauswahl entsprechend des Ausmaßes der Lähmung flexibler. Pro Behandlung werden fünf bis sechs Punkte akupunktiert.

Ohrakupunktur:

Hauptpunkte:

Gesicht, 3Erwärmer, sympathisches Nervensystem, Milz, Niere

Zusätzliche Punkte:

SHENMEN, Gehirnstamm, Subkortex, Okziput, Schläfe, Stirn, Scheitel

Pro Behandlung werden vier bis sechs Punkte ausgewählt.

Nadelmanipulation

Körperakupunktur:

Die Stichtiefe der o. a. Punkte ist 0,5 bis 1,5 cm. Die Nadeln werden schräg und schnell eingestochen. Sobald das Nadelgefühl erreicht ist, werden die Nadeln an das elektrische Stimulationsgerät angeschlossen. Ein intermittierender Strom mittlerer Intensität wird in einer Frequenz von 2 Hertz für 20 Minuten zugeschaltet. Danach werden die Nadeln ohne elektrische Stimulation für ein bis drei Stunden belassen. Dies wird an drei aufeinanderfolgenden Tagen wiederholt, dann erfolgt die Behandlung jeden zweiten Tag. Eine Behandlungsperiode besteht aus zehn Behandlungen. Bei den ersten Anzeichen der Genesung werden dem Patienten aktive Gesichtsmuskelübungen angeraten.

Nach dem akuten Stadium besteht bei der elektrischen Stimulation des Nervus facialis die Gefahr der Entwicklung von Kontrakturen. Deshalb wird bei Patienten im chronischen Stadium ohne elektrische Stimulation behandelt. Die Nadeln werden für 30 bis 40 Minuten belassen. Es wird jeden zweiten Tag behandelt. Eine Behandlungsperiode besteht aus zehn Behandlungen. Zwischen zwei Behandlungsperioden wird eine Pause von fünf bis sieben Tagen dazwischengeschaltet. Üblicherweise werden zwei bis vier Behandlungsperioden gegeben.

Ohrakupunktur:

Die Ohrakupunktur ist so wirkungsvoll bei der Behandlung der Bell'schen Lähmung, wie die Körperakupunktur. Sie kann von zusätzlichem Nutzen sein, vor allen Dingen, wenn der Patient Kopfschmerz und/oder Angstsymptome zeigt. Es wird mit Dauernadeln gestochen; alternativ können kleine Stückchen getrockneter Bohnen aufgeklebt werden. Der Patient massiert die Punkte dreimal pro Tag. Die Punkte werden jeden dritten bis fünften Tag gewechselt.

Zwischen zwei Behandlungen wird eine Pause von ein bis zwei Tagen geschaltet. Eine Behandlungsperiode besteht aus vier bis sechs Behandlungen.

Fallbeispiel

Ein 48jähriger Mann wachte eines Morgens mit einer Gesichtslähmung der rechten Seite auf. Seine Frau beobachtete, daß sein Mundwinkel nach links herunterhing. Während des Frühstücks beobachtete er, daß sich der Speisebrei zwischen den Zähnen und der Wange der betroffenen Seite sammelte. Er hatte sich einen Tag zuvor der Kälte ausgesetzt. Seit seinem dreizehnten Lebensjahr hatte er an Bluthochdruck gelitten und hatte nun Angst vor einem Schlaganfall. Es bestanden keine Sensibilitätsstörungen oder Muskelschwächen in seinen Extremitäten. Der Patient kam bereits am zweiten Tag seiner Gesichtslähmung zur Akupunkturtherapie.

Klinische Untersuchung

Es bestand eine komplette Fazialislähmung der rechten Seite. Sowohl die obere als auch die untere Seite des Gesicht waren betroffen. Stirnrunzeln und Heben der Augenbraue war unmöglich. Die rechte Lidspalte war erweitert. Wenn man ihn anwies, seine Augen zu schließen, blieben die Lider der betroffenen Seite offen und das Bell'sche Phänomen trat auf. Die rechte Nasolabialfalte war ausgeglättet, der Mundwinkel hing herab. Der Patient war unfähig den Mundwinkel anzuheben, seine Lippen zu schürzen oder zu pfeifen. Druck auf das Gebiet des Foramen stylomastoideum verursachte Mißempfindungen. Sein Geschmackssinn war auf den rechten, vorderen Teil der Zunge reduziert. Sonstige neurologische Untersuchungen waren ohne Befund.

Dies war ein typischer Fall von Bell'scher Lähmung.

Therapie und Verlauf

Der Patient wurde w. o. angegeben behandelt.

Die Punkte 3E 17 und G 14 wurden zusammen an das elektrische Stimulationsgerät angeschlossen. Ebenso wurden die Punkte Extrapunkt TAIYANG und B 1 sowie die Punkte Dü 18 und JIACHENGJIANG-Punkte zusammen für 20 Minuten elektrisch stimuliert. Dann wurden die Nadeln ohne Elektromanipulation für drei Stunden belassen. Da der Patient bereits zu einem sehr frühen Zustand der Erkrankung behandelt werden konnte, wurde die

Behandlung täglich sechs Tage lang wiederholt. Anschließend bekam der Patient vier Akupunkturbehandlungen im Abstand von zwei Tagen.

Unmittelbar nach der ersten Behandlung war die rechte Lidspalte beim Schließen der Augen enger geworden. Am sechzehnten Tag der Fazialislähmung, nach der neunten Behandlung, war die Muskelfunktion nahezu ganz wieder hergestellt, mit Ausnahme eines leichten Bell'schen Zeichens. Die Akupunktur wurde unterbrochen; der Patient blieb unter Beobachtung.

Nachuntersuchung

Nach sechs Monaten war der Patient ohne Symptome.

Da die Dauer der akuten Phase der Fazialislähmung sehr kurz ist, und die Prognose für die meisten akuten Fälle gut ist, liegt der Schluß nahe, daß eine gültige Aussage über die Wirksamkeit von Akupunktur oder Arzneimitteltherapie nur auf der Basis streng homogener Patientengruppen mit Berücksichtigung des Erkrankungs- und Behandlungsbeginns gültig ist. Solche klinischen Kontrollstudien sind sehr schwierig durchzuführen. Deshalb ist es auch schwierig, zu beurteilen, ob der Patient ohne Behandlung genauso schnell wieder gesund wird oder nicht. Aufgrund unserer Erfahrung sollte trotzdem die Akupunkturtherapie bei der Behandlung der Bell'schen Lähmung einen festen Platz einnehmen.

Fallbeispiel

Ein 27jähriger Mann hatte eine linksseitige Bell'sche Lähmung seit vier Monaten. Einige Behandlungsverfahren der westlichen Medizin waren ohne Erfolg angewandt worden. Das Selbstbewußtsein des Patienten hatte gelitten. Er vermied soziale Kontakte.

Klinische Untersuchung

Der Patient konnte das linke Auge nicht vollständig schließen. Die nasolabialen Furchen waren asymmetrisch. Der Mundwinkel hing herab, wenn er lachte. Dies war ein Fall von Bell'scher Lähmung im chronischen Stadium.

Therapie und Verlauf

Körperakupunktur:

Extrapunkt TAIYANG, B 1, Dü 18 und M 4 wurden akupunktiert. Nach Einstechen wurden die Nadeln durch Rotieren im und gegen den Uhrzeigersinn für ein bis zwei Minuten manipuliert, um das Nadelgefühl zu erreichen. Dann wurden die Nadeln für 40 Minuten belassen. Es wurde jeden zweiten Tag behandelt. Der Patient erhielt zwei Behandlungsperioden. Zwischen diesen wurde eine Pause von fünf Tagen eingelegt. Gleichzeitig wurden dem Patienten aktive Gesichtsmuskelübungen angeraten.

Ohrakupunktur:

Die Ohrakupunkturpunkte 3Erwärmer, Subkortex und SHENMEN wurden mit Dauernadeln w. o. angegeben behandelt. Zwischen zwei Behandlungen wurde eine Pause von zwei Tagen eingelegt. Insgesamt wurden sechs Behandlungen durchgeführt.

Am Ende der Akupunkturbehandlung war der Gesichtsausdruck symmetrisch geworden. Der Patient konnte jedoch das betroffene Auge nicht unabhängig vom anderen Auge schließen. Dieses Zeichen war aber so mild, daß es von einem Außenstehenden nicht erkannt werden konnte. Der Patient war mit dem Behandlungsergebnis sehr zufrieden. Seine Verhaltenssymptome verschwanden.

Nachuntersuchung

Nach einem Jahr war der Patient ohne Symptome.

Üblicherweise kommen die Patienten erst zur Akupunkturtherapie, wenn sich durch die Verfahren der westlichen Medizin mehrere Wochen oder Monate keine Verbesserung ergeben hat. Die Akupunktur kann in einigen Fällen bei der Wiederherstellung der Gesichtsmuskelfunktionen erfolgreich sein.

Kapitel 11

Zerebrovaskuläre Erkrankung

Die Zerebrovaskuläre Erkrankung macht über die Hälfte der klinischen neurologischen Fälle aus. 8% der Fälle sind ischämische Schlaganfälle, der Rest hämorrhagische Schlaganfälle.

Beim ischämischen Schlaganfall ist die Gehirnfunktion als Folge eines verminderten Blutflusses in einer versorgenden Arterie lokal gestört. Es gibt drei Arten von ischämischen Schlaganfall:

1. Thrombose
2. Embolie
3. Systemische Hypoperfusion

Beim hämorrhagischen Schlaganfall entsteht durch Aussickern eine lokale Anhäufung von Blut im Gehirn und/oder im Subarachnoidalraum um das Gehirn. Dies bewirkt ein Ansteigen des intrakraniellen Drucks und damit eine Dysfunktion des Gehirns. Hämorrhagien können in zwei Arten unterteilt werden:

1. Intrakranielle Hämorrhagie und
2. Subarachnoidale Hämorrhagie.

In der akuten Phase ist die Differenzierung zwischen hämorrhagischen und ischämischen Schlaganfall sehr wichtig, da die Behandlung der beiden Arten unterschiedlich ist. Deshalb kann es notwendig werden, ein Computertomogramm, eine Angiographie und eine Untersuchung der Zerebrospinalflüssigkeit zur Diagnostik heranzuziehen. Solange der Patient ohne Bewußtsein bleibt, gilt das Hauptaugenmerk lebensrettenden Maßnahmen.

Wenn die dringenden Probleme der akuten Lebenserhaltung gelöst sind, richtet sich das Hauptaugenmerk darauf, wie der Patient rehabilitiert werden sollte. Der Patient kann motorische oder motorische und sensible Ausfallserscheinungen zeigen. Im allgemeinen ist die Prognose bei einem Patienten mit motorischen Ausfallserscheinungen viel besser als bei einem Patienten mit motorischen und sensiblen Ausfallserscheinungen.

Akupunkturbehandlung

In der Traditionellen Chinesischen Medizin wird der Schlaganfall mit dem Begriff "ZHONGFENG" (Verletzung durch Wind) bezeichnet.

Das NEIJING erklärt ZHONGFENG als ein Ergebnis von äußerem krankheitsverursachenden Wind.

SUN SIMIAO legte in seinem Buch "Tausend goldene Rezepte" (682 n.Chr.) dar, daß ZHONGFENG auf der Basis einer Schwäche von QI entsteht, wodurch äußere krankheitsverursachende Faktoren in den Körper eindringen können.

ZHU DANXI, einer der berühmtesten Ärzte der YUAN-Dynastie, leitete ZHONGFENG als eine Folge von Nässe und Schleim ab.

WANG QINGREN, ein berühmter Arzt der QING-Dynastie, schrieb in seinem Buch "Korrektur der Fehler medizinischer Arbeiten" (1830 n. Chr.), daß bei einem Patienten mit ZHONGFENG eine Leere-YIN und Blutstauung vorliegt. Daraus leitete er als Prinzip der Behandlung eine Förderung der Blutzirkulation ab, welche die Blutstauung auflösen sollte.

Im allgemeinen kann ZHONGFENG als ein Eindringen äußeren Windes in den Körper aufgrund eines inneren Leere-Zustandes bezeichnet werden. Aufgrund eines Mangels an QI der Leber und der Niere entsteht innerer Wind.

In China wurde die Akupunktur über mehr als 2000 Jahre zur Behandlung von Patienten mit Schlaganfällen angewandt. Der Schlaganfall kann sowohl in der akuten als auch in der Wiederherstellungsphase mit Akupunktur behandelt werden. In der Wiederherstellungsphase kann auch ambulant akupunktiert werden.

Punktauswahl

Körperakupunktur:

Eine oder zwei der folgenden Punktkombinationen werden in einer Behandlung entsprechend des Zustands des Patienten ausgewählt:

Hauptpunkte:

Bei Lähmung der oberen Extremität:

Di 15, Di 11, Di 10, Di 4

Bei Lähmung der unteren Extremität (zwei Punktkombinationen):

1. G 30, B 36, G 31, M 36, MP 6
2. B 54, MP 10, G 34, B 40, G 39, MP 6

Bei Aphasie:

Extrapunkte SISHENCONG, B 6, B 7

Bei Dysarthrie (gestörte Lautbildung und Lähmung des 12. Hirnnerven):

KG 23, Extrapunkt JIALIANQUAN

Bei zentraler Fazialislähmung:

Extrapunkte SISHENCONG, B 6, B 7, M 4, M 6, M 7, Di 20

Bei pseudobulbärer oder bulbärer Lähmung (zwei Punktkombinationen):

1. KG 23, Extrapunkte JIALIANQUAN
2. Extrapunkte SISHENCONG, KG 23, Extrapunkt JIACHENGJIANG

Bei sensibler Dysfunktion der oberen Extremität:

Di 15, Di 11, Di 4

Bei sensibler Dysfunktion der unteren Extremität (zwei Punktkombinationen):

1. G 30, B 36, G 31, M 36, MP 6
2. B 54, MP 10, G 34, B 40, G 39, MP 6

Mit Ausnahme der Extrapunkte am Kopf gehören die ausgewählten Punkte zu den sechs Meridianen: Dickdarm, Gallenblase, Milz-Pankreas, Magen und Blase sowie dem Konzeptionsgefäß. Alle Meridiane mit Ausnahme des Milz-Pankreas-Meridians erreichen den Kopf. Entsprechend der Theorie der Traditionellen Chinesischen Medizin haben sie die Fähigkeit, auf den ganzen Körper regulierend einzuwirken.

Der Punkt MP 10 gehört zum Funktionskreis Milz-Pankreas. Er hat die Fähigkeit, die Blutzirkulation zu fördern und Blutstauung aufzuheben. Auch der Punkt MP 6 gehört zum Funktionskreis Milz-Pankreas. Er ist der Kreuzungspunkt der drei YIN-Meridiane am Bein. Er beeinflußt die Leber und die Niere ebenso wie die Milz selbst. Akupunktur am MP 6 kann das YIN tonisieren und die Niere und die Leber stärken.

Bei einem Patienten mit Hemiplegie werden in jeder Behandlung eine Kombination der Hauptpunkte für die obere Extremität und eine Punktkombination für die untere Extremität der betroffenen Seite ausgewählt. Zusätzlich können jede dritte oder vierte Behandlung ein oder zwei Punkte der Gegenseite, z.B. Di 11 und M 36 gestochen werden, um den Therapieeffekt zu verstärken.

Zusätzliche Punkte:

Zur Tonisierung:

M 36

Zur Beruhigung:

KS 6, H 7, Extrapunkt ANMIAN

Ohrakupunktur:

Zur Behandlung von Patienten mit Hemiplegie, Aphasie, Dysarthrie und pseudobulbärer Lähmung bevorzugen wir die Körperakupunktur. Die Ohrakupunktur wird benutzt, wenn der Patient über Schwindel, Kopfschmerz, Tinnitus, Schlaflosigkeit und/oder Angstgefühle klagt.

Bei Kopfschmerz:

Stirn, Schläfe, Okziput, Scheitel, Niere, Leber, SHENMEN, 3Erwärmer, Subkortex.

Pro Behandlung werden vier bis sechs Punkte ausgewählt.

Bei Schwindel:

Vertigo-Punkt, Subkortex, Sympathisches Nervensystem, SHENMEN, Magen, Leber, Niere, Okziput.

Pro Behandlung werden drei bis fünf Punkte ausgewählt. Unter diesen Ohrakupunkturpunkten ist der Vertigo-Punkt der wichtigste.

Bei Schlaflosigkeit:

SHENMEN, Subkortex, Okziput, Niere, Leber, Schlaflosigkeitspunkt (Lokalisation: vor dem Augenpunkt)

Pro Behandlung werden drei bis fünf Punkte angewandt. Der Schlaflosigkeitspunkt ist der nützlichste Punkt.

Bei Tinnitus:

Inneres Ohr, äußeres Ohr, Gallenblase, Niere, Schläfe, 3Erwärmer

Pro Behandlung werden drei bis fünf Punkte behandelt.

Nadelmanipulation

Körperakupunktur:

Generell muß das Nadelgefühl erreicht und durch Rotieren im und gegen den Uhrzeigersinn alle fünf bis zehn Minuten verstärkt werden. Eine Behandlung dauert 30 bis 40 Minuten. Bei den Punkten G 30, B 54, B 36 und B 40 müssen die Nadeln solange stimuliert werden, bis das Nadelgefühl in die Zehen ausstrahlt. Entsprechend muß an den Punkten Di 11 und Di 10 das Nadelgefühl in die Finger ausstrahlen. Das Nadelgefühl, bei der Stimulierung des Punktes LG 23 und der Extrapunkte JIALIANQUAN muß sich über die ganze Zunge ausbreiten.

Elektrische Stimulation kann sowohl im akuten Zustand als auch in der Wiederherstellungsphase eingesetzt werden. Es wird eine niedrige Spannung und eine Frequenz von 2 Hertz für eine durchschnittliche Behandlungsdauer von 30 bis 40 Minuten eingesetzt.

Die Behandlung erfolgt täglich oder dreimal pro Woche; eine Behandlungsperiode besteht aus zehn bis zwölf Behandlungen. Während zweier Behandlungsperioden wird eine Pause von fünf bis sieben Tagen eingelegt. Normalerweise werden zwei bis vier Behandlungsperioden gegeben. Unmittelbar nach einer Akupunkturbehandlung sollte der Patient aktive Körperübungen für mindestens 15 bis 30 Minuten durchführen.

Ohrakupunktur:

Die Ohrakupunkturpunkte werden mit Dauernadeln versorgt und dreimal pro Tag stimuliert. Alternativ zu den Nadeln können auch kleine Stückchen getrockneter Bohnen für fünf bis sieben Tage über die Punkte geklebt werden. Zwischen zwei Behandlungen wird eine Pause von ein bis zwei Tagen eingelegt. Eine Behandlungsperiode besteht aus zwei bis fünf Sitzungen. Zwischen zwei Behandlungsperioden wird eine Pause von fünf bis sieben Tagen eingelegt.

Fallbeispiel

Ein 56jähriger Arbeiter wurde wegen linksseitiger Hemiplegie infolge eines ischämischen Schlaganfalls drei Monate zuvor überwiesen. Er benutzte wegen der Schwäche seines linken Beines eine Krücke. Seine Krankengeschichte wies einen leicht erhöhten Blutdruck auf, der durch Diuretika kontrolliert wurde. In seiner Familie waren zerebrovaskuläre Erkrankungen aufgetreten.

Klinische Untersuchung

Der mentale Status war normal. Die linke Nasolabialfalte war verstrichener als die rechte. Die Zungenspitze wich zur linken Seite ab, wenn die Zunge herausgestreckt wurde. Sonst waren die Hirnnerven ohne Befund. Die Lähmung betraf das Bein mehr als den Arm. Die Sehnenreflexe der linken Seite waren verstärkt. Es bestanden keine sensiblen Beeinträchtigungen.

Dies war eine Fall Zerebrovaskulärer Erkrankung mit linksseitiger Hemiplegie.

Therapie und Verlauf

Der Patient wurde w.o. angegeben behandelt.
Folgende Akupunkturpunkte wurden ausgewählt:

Di 15, Di 11, Di 4, G 30, B 36, G 31, M 36, MP 6

Diese Punkte wurden dreimal wöchentlich elektrisch stimuliert. Nach den ersten drei Behandlungen konnte der Patient manchmal ohne Krücken gehen. Am Ende der ersten Behandlungsperiode (zwölf Behandlungen) war die Beweglichkeit der linken Extremitäten deutlich verbessert und er konnte vollständig ohne Krücken gehen. Nach einer Pause von sieben Tagen erhielt er eine zweite Behandlungsperiode.

Nachuntersuchung

Nach einem Jahr war der Patient wieder arbeitsfähig.

Fallbeispiel

Ein 64jähriger Mann wurde wegen Schwierigkeiten bei der Artikulation bestimmter Worte überwiesen. Der Patient berichtete, daß er zwanzig Tage zuvor mit diesen Sprachschwierigkeiten aufgewacht war. Computertomogramm und EEG waren normal. Es wurde eine ischämische zerebrovaskuläre Erkrankung diagnostiziert. Der Patient hatte keine Schwierigkeit bei der Bewegung der Extremitäten und ebenso keine sensiblen Ausfallerscheinungen. Seit dem Beginn der Erkrankung litt er an Schlaflosigkeit. Es bestanden keine Darm- und Blasenstörungen. Seine allgemeine Gesundheit war gut. Die Krankengeschichte war mit Ausnahme eines leichten Bluthochdrucks, der durch Antidiuretika kontrolliert wurde, unauffällig.

Klinische Untersuchung

Es bestand eine mittlere Dysarthrie. Es wurden keine Fazialislähmung, Gaumenschwäche und Abweichung der Zunge gefunden. Die Pharyngealreflexe waren leicht vermindert. Die Muskelkraft der Extremitäten war normal, ebenso die Oberflächen- und Tiefensensibilität. Die Sehnenreflexe waren normal und symmetrisch.

Trotz des fehlenden computertomographischen Befundes wurde der Patient als eine Fall von ischämischer zerebrovaskulärer Erkrankung eingeschätzt.

Therapie und Verlauf

Der Patient wurde w. o. beschrieben behandelt. Es wurden Elektrostimulation und Ohrakupunktur angewandt.

Elektrostimulation:

Körperpunkte:

KG 23 und die Extrapunkte JIALIANQUAN wurden 3 cm tief gestochen. Nach Erreichen des Nadelgefühls wurden die Nadeln für 40 Minuten an das elektrische Stimulationsgerät angeschlossen. Der Patient erhielt zwei Behandlungsperioden; eine Behandlungsperiode bestand aus zehn Behandlungen. Es wurde täglich behandelt. Zwischen den Behandlungsperioden wurde eine Pause von drei Tagen eingelegt.

Ohrakupunktur:

Punktauswahl:

Schlaflosigkeitspunkt, SHENMEN, Subkortex und Niere

Die Punkte wurden mit kleinen Stückchen getrockneter Bohnen w.o. angeführt überklebt. Sie wurden vom Patienten um acht Uhr morgens, zwölf Uhr mittags und zehn Uhr abends massiert und alle fünf Tage gewechselt. Zwischen zwei Behandlungen wurde eine eintägige Pause eingelegt. Insgesamt wurden fünf Behandlungen gegeben.

Ergebnisse

Am Ende der Behandlung waren sowohl die Dysarthrie als auch die Schlaflosigkeit verbessert. Der Patient konnte leichter und deutlicher sprechen. Er konnte ohne Beruhigungsmittel schlafen.

Nachuntersuchung

Nach sechs Monaten hatte der Patient immer noch leichte Sprachschwierigkeiten, konnte aber gut schlafen.

Kapitel 12

Meniere-Syndrom

Das Meniere-Syndrom (Vertigo mit Aura, wiederkehrender labyrinthischer Vertigo, anfallsartiger labyrinthischer Vertigo) ist charakterisiert durch:

1. Wiederkehrende, plötzliche Anfälle von Schwindel, die oft durch Übelkeit und Erbrechen gefolgt werden.
2. Tinnitus, während der akuten Anfälle von Schwindel und häufig zwischen den Anfällen.
3. Zunehmender Verlust des Gehörs.

Im frühen Stadium des Syndroms kann der Schwindel ohne Tinnitus und Gehörsverlust auftreten. Die Diagnose "Meniere-Syndrom" kann nur gestellt werden, wenn alle drei Symptome vorliegen.

Das Syndrom tritt üblicherweise bei Erwachsenen auf; Männer sind häufiger als Frauen betroffen.

Ätiologie, Pathogenese und Pathologie

Die Ursache des Meniere-Syndroms ist nicht bekannt. Die pathologischen Veränderungen sind charakterisiert durch Dilatationen oder Hydrops des endolymphatischen Labyrinths mit degenerativen Veränderungen des Corti'schen Organs.

Es ist nicht bekannt, welche Ursachen diese Veränderungen bewirken.

Es sind verschiedene Theorien aufgestellt worden, um die Entwicklung und die Symptome des Meniere-Syndroms zu erklären. Es wird als Folge von

1. Störung des Wasser- und Mineralstoffwechsels,
2. mechanischer Blockierung der Cochlea und des Ductus endolymphaticus,
3. Störung der Vasomotorenfunktion im Labyrinthorgan,
4. Allergie und
5. psychosomatischen Faktoren

angesehen.

Klinisches Bild

Die Hauptsymptome des Meniere-Syndroms sind wiederkehrende Schwindelattacken, die wenige Minuten bis mehrere Stunden andauern. Sie treten anfallsartig ohne Vorwarnung auf. Häufig führen sie zum Kollaps oder Sturz des Patienten. In schweren Fällen kann der Schwindel sogar tagelang dauern. Wenn er jedoch mehrere Wochen andauert, kann es kein

Meniere-Syndrom sein. Am Höhepunkt einer Attacke kann das Rotieren des Kopfes oder des Kopfes und des Körpers eine Verschlimmerung des Schwindels herbeiführen. Üblicherweise treten auch Übelkeit und Erbrechen auf. Es zeigt sich auch ein horizontaler und rotatorischer Nystagmus zu der betroffenen Seite hin. Der Nystagmus kann auch nach der Attacke für mehrere Tage andauern.

Normalerweise tritt ein dauernder Tinnitus mit leisem, summendem Ton auf, der während einer Schwindelattacke lauter wird. Er ist andauernd, aber variiert von Zeit zu Zeit in der Lautstärke. Üblicherweise ist er einseitig, kann aber auch beidseitig auftreten. Häufig ist er mit einem Völlegefühl im betroffenen Ohr verbunden.

Die Einschränkung des Gehörs ist vom perzeptiven Typ (Nerventaubheit). Die Taubheit ist fortschreitend und kann ein- oder beidseitig sein. Ihre Intensität folgt der Intensität des Schwindels. Im Audiogramm zeigt sich im Frühstadium der Erkrankung ein sensoneuraler Verlust der unteren Töne.

Zwischen den Attacken sind die Symptome außer der Taubheit durch Untersuchungen nicht verifizierbar.

Alle drei Symptome treten simultan auf. Bei alleinigem Schwindel, ohne Gehörverlust über einen längeren Zeitraum, liegt eine andere Erkrankung vor.

Verlauf und Prognose

Das Meniere-Syndrom ist eine chronisch-progressive Erkrankung. Die Attacken können unvorhersehbar viele Jahre lang wiederkehren. Die Frequenz ihres Auftretens ist unterschiedlich. Sie reicht von stündlich, über eine Abstand von mehreren Wochen bis zu seltenen Anfällen nur einmal im Jahr. Unbehandelt treten die Anfälle immer häufiger auf, bis sie den Patienten täglich oder jeden zweiten Tag heimsuchen. Auch die Intensität der Anfälle nimmt zu. Der Patient leidet unter der ständigen Angst vor diesen Anfällen. Er bleibt an seine Wohnung gebunden. Manchmal verschwindet die Erkrankung spontan nach vielen Jahren.

Akupunkturbehandlung

Zur Akupunkturbehandlung kommen die Patienten meistens zwischen den Attacken, wenn keine spontanen Schwindelsymptome vorliegen. Es bestehen lediglich ein leichter, irritierender Tinnitus und eine Störung des Gehörs.

Punktauswahl

Im NEIJING wird der Schwindel als eine Erkrankung der Leber bezeichnet. In seinem Buch "Synopsis der goldenen Kammer" (219 n. Chr.) beschreibt ZHANG ZHONGJING den Schwindel als eine Erkrankung durch Retention von Schleim und als eine Folge von pathologischer Ansammlung der Körperflüssigkeit.

Auch ZHU DANXI erklärt den Schwindel als eine Retention von Nässe auf der Basis eines Leere-Zustandes.

Zusammenfassend kann man sagen, daß entsprechend der Traditionellen Chinesischen Medizin der Schwindel ein Ergebnis von Retention von Schleim auf der Basis eines Leere-Zustands der Leber und der Niere, eines Leere-Zustands des Herzens und der Milz oder einer Stauung von Schleim-Nässe oder Schleim-Feuer darstellt. Die Akupunkturpunkte werden entsprechend des Zustandes des Patienten ausgesucht.

Ohrakupunktur:

Hauptpunkte:

1. Vertigopunkt, Subkortex, Leber, Niere
2. Vertigopunkt, Okziput, Herz, Milz

Die zwei Punktkombinationen können abwechselnd angewandt werden. Der Vertigopunkt ist dabei der wichtigste. Häufig stoppt er Schwindel sofort, vor allem, wenn er in Kombination mit einem Mikroaderlaß an der Ohrspitze (Apex auriculae) angewandt wird.

Zusätzliche Punkte:

SHENMEN (zur Beruhigung), Magen (bei Übelkeit und Erbrechen), Innenohr (bei Tinnitus und Taubheit), Gallenblase, Blase, Sympathisches Nervensystem.

Entsprechend der Symptome des Patienten werden ein bis drei zusätzliche Punkte ausgewählt.

Körperakupunktur:

Bei hoher Intensität des Vertigo ist der Patient wegen des Drehgefühls an sein Bett gebunden. In dieser Position kann die Akupunktur der Punkte am Kopf nicht befriedigend durchgeführt werden. Folgende Punkte werden beidseitig angewandt, wenn der Patient an einer chronischen Ruhelosigkeit leidet oder die Intensität des Vertigo sehr gering ist.

Hauptpunkte (zwei Punktkombinationen):

1. KS 6, G 20, Extrapunkt Vertigo (Dieser Punkt gehört zur Technik der zerebralen oder Kopfakupunktur. Er ist zwei 2 CUN über der Ohrspitze lokalisiert.)
2. M 8, B 2, M 36

Die beiden Punktkombinationen werden abwechselnd angewandt.

Zusätzliche Punkte (zwei Punktkombinationen):

Bei Tinnitus und Taubheit:

1. G 12, 3E 20, 3E 21, 3E 5
2. 3E 17, Dü 19 oder G 2, G 5, B 23.

Pro Behandlung werden drei bis vier Punkte ausgewählt (zwei bis drei Nahpunkte um das Ohr und ein Fernpunkt).

Nadelmanipulation

Ohrakupunktur:

Kleine Stückchen getrockneter Bohnen werden über die Punkte geklebt. Sie werden vom

Patienten dreimal pro Tag, oder wenn eine Schwindelattacke auftritt, massiert. Sie werden alle drei bis fünf Tage gewechselt. Zwischen zwei Behandlungen wird eine Pause von ein bis zwei Tagen eingelegt. Eine Behandlungsperiode besteht aus drei bis fünf Behandlungen. Es werden zwei bis vier Behandlungsperioden durchgeführt, falls eine Verbesserung auftritt. Zwischen zwei Behandlungsperioden wird entsprechend des Zustands des Patienten eine Pause von drei bis fünf Tagen eingelegt.

Körperakupunktur:

Bei Vertigo:

Am Vertigopunkt werden die Nadeln schräg und schnell eingestochen. Sie werden manuell in einer Frequenz von 300 pro Minute rotierend manipuliert. Ebenso kann elektrische Stimulation mit einem intermittierenden Strom mittlerer Intensität und einer Frequenz von 3 Hertz für 15 bis 20 Minuten durchgeführt werden.

Die anderen Punkte werden manipuliert, bis das Nadelgefühl eintritt. Danach werden sie alle drei bis fünf Minuten stimuliert und insgesamt 15 bis 20 Minuten belassen. Es kann auch die übliche elektrische Stimulation erfolgen.

Bei Tinnitus:

Wenn der Tinnitus als Symptom im Vordergrund steht, werden entsprechende Punkte ausgewählt und die Nadeln, w.o. beschrieben, stark manuell oder elektrisch stimuliert.

Bei Taubheit:

Die Punkte zur Behandlung der Taubheit dürfen nicht elektrisch stimuliert werden. Hier ist eine leicht tonisierende Manipulationstechnik angezeigt.

Während der Schwindelattacken:

In der Traditionellen Chinesischen Medizin wird die Moxibustion als eine Methode zur Erwärmung und Auflösung von Blockaden in den Meridianen und damit zur Förderung einer besseren Organfunktion beschrieben. In Fällen schwerer Schwindelattacken wird ein Moxakegel am Punkt LG 20 plaziert und entzündet. Der Punkt soll durch Vaseline geschützt werden. Innerhalb von 15 Minuten werden sieben Moxakegeln abgebrannt. Falls das Hitzegefühl zu stark wird, soll der Moxakegel zwischendurch weggenommen und der Punkt mit dem Finger leicht massiert werden.

Fallbeispiel

Ein 36jähriger Mann wurde wegen Schwindelattacken, die seit fünf Jahren bestanden, überwiesen. Ein Anfall dauerte von einer halben Stunde bis zu mehreren Stunden ohne eines Verlusts des Bewußtseins. Der Schwindel war häufig von Übelkeit und manchmal Erbrechen begleitet. Der Patient hatte ein Völlegefühl im Ohr. Das Gehör war vermindert, während der Attacken trat ein leichter Tinnitus im linken Ohr auf. Die Schwindelanfälle waren in den ersten drei Jahren nur im Abstand von einigen Monaten aufgetreten. Danach waren sie im Abstand von wenigen Wochen erfolgt und in den letzten vier Monaten häufiger und schwerer in der Intensität geworden. Nun traten die Attacken im Abstand von zwei bis fünf Tagen auf. Sie konnten den Patienten zu jeder Zeit, sogar während des Schlafs, befallen. Sie Intensität war sehr stark. Der Patient mußte sich bei einem Anfall sofort wegen des Drehgefühls niederlegen. Zwischen den Anfällen trat kein Schwindelgefühl auf.

Außer einem Gehörverlust des linken Ohrs konnte die Untersuchung keine Störung der Hirnnerven feststellen. Es bestanden keine Anzeichen von Ruhelosigkeit. Der *Romberg*-Test war normal. Es lag keine Ataxie vor. Die neurologische Untersuchung ergab keine Befunde.

Dies war ein Fall von Meniere-Syndrom.

Therapie und Verlauf

Der Patient wurde w. o. angegeben zuerst mit Ohrakupunktur behandelt.

Zwei Punktkombinationen wurden ausgewählt:

1. Vertigopunkt, Subkortex, Leber, Niere, SHENMEN
2. Vertigopunkt, Okziput, Herz, Milz, Magen, Innenohr

Diese Punktkombinationen wurden abwechselnd angewandt. Bereits nach drei Behandlungen zeigte sich eine Verbesserung des Zustandes. Die Frequenz und die Intensität der Attacken hatten abgenommen.

Nun wurde zusätzlich Körperakupunktur an den Punkten KS 6, G 20, Vertigopunkt am Kopf und Dü 19 versucht. Es wurde täglich behandelt. Insgesamt wurden fünf Ohrakupunktur- und zehn Körperakupunkturbehandlungen durchgeführt. Dadurch verschwanden die Schwindel-
attacken vollständig.

Nachuntersuchung

In den sechs Monaten nach der Behandlung war nur ein Schwindelanfall von leichter Intensität aufgetreten.

Kapitel 13

Narkolepsie

Die Narkolepsie ist ein klinisches Syndrom mit unbekannter Ursache. Sie ist charakterisiert durch Anfälle von Schläfrigkeit und Kataplexie, die als Symptome einzeln oder in Kombination auftreten. Der Beginn der Erkrankung erfolgt im allgemeinen während der zweiten Lebensdekade. Zwischen den Anfällen fühlen sich die Patienten gesund. Es sind mehr Männer als Frauen betroffen.

Klinisches Bild

Die Anfälle von Schläfrigkeit während des Tages können plötzlich und ohne Vorwarnung auftreten. Die Patienten beklagen eine Unfähigkeit, diesen Anfällen zu widerstehen und wachzubleiben. Sie fallen in den verschiedensten und ungeeignetsten Situationen in Schlaf: Während des Essens, des Arbeitens, des Sprechens, des Gehens usw. Die Schlafanfälle dauern normalerweise nicht sehr lange. Oft nur einen Moment oder wenige Minuten. Eine Folge von Attacken kann aber eine halbe Stunde oder länger andauern und drei- bis viermal pro Tag oder öfter auftreten. Das Elektroenzephalogramm ist dabei dasselbe wie beim normalen Schlaf. Kataplexie ist charakterisiert durch plötzliche Attacken von Verlust der Muskelkraft und des Muskeltonus ohne einen Verlust des Bewußtseins. Der Anfall beginnt ohne Vorwarnung mit dem Ergebnis, daß der Patient zu Boden fällt. Er dauert gewöhnlich nur Sekunden bis Minuten. Die Zwischenfälle können durch einen plötzlichen emotionalen Reiz ausgelöst werden, z.B. Aufregung, Ärger, Überraschung, Traurigkeit.

Andere charakteristische Symptome sind einschläfernde Halluzinationen, Schlaflähmungen, kurze Gedächtnisschwäche und Anfälle autonomen Verhaltens. Die Schlaflähmung ist ein kurzer Zustand, in dem der Patient unfähig ist, irgendeine willentliche Bewegung durchzuführen. Einschläfernde Halluzinationen treten zu Beginn eines narkoleptischen Anfalls auf.

Akupunkturbehandlung

Ohrakupunktur:
Folgende Punkte werden ausgewählt:

> Stimulierungspunkt (dieser Punkt ist direkt unterhalb des zentralen Anteils des Antitragus lokalisiert), Sympathisches Nervensystem, Endokrinium, Subkortex, Gehirn, Stirn.

Nadelmanipulation

Es werden kleine Stückchen getrockneter Bohnen über die Ohrakupunkturpunkte geklebt. Der Patient massiert sie dreimal pro Tag, und wenn ein Anfall droht. Sie werden alle drei bis fünf Tage gewechselt. Zwischen zwei Behandlungen wird eine Pause von ein bis zwei Tagen eingelegt. Eine Behandlungsperiode besteht aus drei bis fünf Behandlungen. Zwischen zwei Behandlungsperioden wird eine Pause von drei bis fünf Tagen eingelegt.

Fallbeispiel

Ein 30jähriger Arzt wurde wegen wiederholter Anfälle von unkontrollierbarer Schläfrigkeit während des Tages seit vier Jahren überwiesen. Der Schlaf ähnelte üblicherweise dem natürlichen Schlaf. Der Patient hatte die Attacken sogar während des Sprechens und während der Patientenbehandlung. Die Attacken waren so seicht, daß der Patient wahrnahm, was gerade vor sich ging. Aber er war unfähig, die Attacken zu kontrollieren. Es traten mehrere Attacken pro Tag auf, die nur wenige Minuten dauerten. Die Attacken waren ohne Lähmung und ohne einschläfernde Halluzinationen. Medikamente waren ohne Erfolg geblieben.

Die allgemeine und neurologische Untersuchung ergab zwischen den Anfällen keine Befunde. Das EEG zeigte während der Anfälle normale Schlafmuster.

Dies war ein Fall von Narkolepsie.

Therapie und Verlauf

Der Patient wurde w. o. beschrieben behandelt.

Der Patient massierte die Ohrakupunkturpunkte dreimal pro Tag und jeweils einen Punkt alle 30 bis 60 Minuten zusätzlich während der Arbeit. Während der folgenden vier Wochen traten keine Anfälle von Narkolepsie während der Arbeit auf.

Nachuntersuchung

Die Symptome traten nach der Ohrakupunkturbehandlung wieder auf. Der Patient war aber zufrieden, da er durch die Ohrakupunktur die Schlafattacken während der täglichen Arbeit gut kontrollieren konnte. Da die Ohrakupunktur keine Nebenwirkungen hat, konnte sie im Falle dieses Patienten als Dauerbehandlung weitergeführt werden.

Kapitel 14

Multiple Sklerose

Die Multiple Sklerose (MS) ist eine Erkrankung junger Erwachsener, die durch zahlreiche Zonen von Demyelisierung und Sklerosierung, die unregelmäßig über das gesamte Zentralnervensystem verteilt sind, gekennzeichnet ist. Klinisch tritt sie schubweise auf. Sie ist eine der häufigsten Erkrankungen des Zentralnervensystems, die jährlich weltweit viele Todesopfer unter Männern und Frauen fordert.

Auftreten und Verbreitung

Die Krankheit tritt in verschiedenen geographischen Regionen gehäuft auf, vor allem in Europa und in den Vereinigten Staaten. Die Häufigkeit in England und in den Nordeuropäischen Staaten ist 50 bis 75 Krankheitsfälle pro 100.000 Einwohner. Seltener ist die Erkrankung in Asien und in Afrika. Über die Erkrankungsrate in China ist wenig bekannt. Anscheinend tritt die MS in kälteren Regionen aus unerklärlichen Gründen häufiger auf. Ob hier genetische oder Umweltgründe vorliegen, ist unklar.

Bei den meisten Patienten beginnt die Erkrankung in der dritten oder vierten Lebensdekade. Selten tritt die MS vor dem zehnten und nach dem fünfzigsten Lebensjahr auf. Frauen sind nur wenig häufiger als Männer betroffen.

Pathogenese

Die Pathogenese der MS ist unklar. Viele Theorien der Entwicklung der MS wurden vorgeschlagen. In jüngster Zeit gibt es deutliche Hinweise darauf, daß die MS eine Autoimmunerkrankung darstellt. Das körpereigene Immunsystem produziert fälschlicherweise Antikörper gegen das eigene Myelin.

Klinisches Bild

Die Erkrankung ist durch eine Vielfalt von Läsionen gekennzeichnet. Die Anfälle variieren von Person zu Person sehr stark, ebenso wie die Intervalle zwischen den Anfällen bei einem Patienten. Das Zentralnervensystem ist so unterschiedlich betroffen, daß keine klassische Form von MS erkennbar wird. Die verschiedenen Symptome können von Läsionen verschiedener Teile des Zentralnervensystems vom Rückenmark bis zur Gehirnrinde stammen. Die klinische Manifestation hängt von den verschiedenen betroffenen Gebieten ab.

Aus unbekannten Gründen befällt die MS bestimmte Gebiete und Systeme häufiger als andere:

Rückenmark, Gehirnstamm, Kleinhirn und Nervus opticus.

Die Symptome setzen schrittweise ein und können akut sein. Häufig kommt es zu einer kompletten Remission der ersten Symptome; aber die Remissionen der folgenden Anfälle sind nicht vollständig. Manchmal bleiben Remissionen aus. Entsprechend wurden zwei Haupttypen von MS beschrieben:

Schubweiser Verlauf mit Neigung zur Remission und chronisch progredienter Verlauf.

Die schubweise verlaufende MS mit Neigung zur Remission kann Jahre andauern. Zwischen den ersten und den folgenden Symptomen können lange Intervalle liegen. Einfache Symptome, wie z.B. Diplopie (Doppeltsehen), zentrales Skotom und Parästhesien der Extremitäten, tendieren dazu, innerhalb weniger Monate vollständig zu remittieren; während Symptome infolge von größeren Läsionen, wie Paraplegie, Ataxie und geistiger Verfall, zum chronischen Auftreten tendieren.

Der klinische Verlauf der Erkrankung kann in den meisten Fällen bis zu mehreren Dekaden andauern. In wenigen Fällen sterben die Patienten innerhalb weniger Monate nach Beginn der Erkrankung.

Akupunkturbehandlung

Die MS ist noch nicht überwunden. Westliche Medikamente bewirken eine große Bandbreite iatrogener Schädigungen. Die Akupunkturbehandlung stellt in einer Vielzahl der Fälle eine sichere und wirkungsvolle Alternative zur westlichen Medizin dar. Sie ist das Mittel der Wahl bei der Behandlung von MS.

Punktauswahl

Die Auswahl der Akupunkturpunkte basiert auf den Symptomen. Entsprechend des Zustandes des Patienten werden ein oder zwei Punktkombinationen der folgenden Punkte ausgewählt:

Körperakupunktur:
Hauptpunkte:
Bei Lähmungen der oberen Extremitäten:
Di 15, Di 11, Di 10, Di 4, 3E 5
Bei Lähmungen der unteren Extremitäten:
1. G 20, B 36, G 31, M 36, MP 6
2. B 54, MP 10, G 34, B 40, G 39, MP 6
Bei Sprachstörungen:
KG 23, Extrapunkt JIALIANQUAN

Bei Sensibilitätsstörungen der oberen Extremitäten:
Di 15, Di 11, Di 4
Bei Sensibilitätsstörungen der unteren Extremitäten:
1. G 30, B 36, G 31, M 36, MP 6
2. B 54, MP 10, G 34, B 40, G 39, MP 6

Bei ataktischem Gang:

1. HUATUOJIAJI (rechts L1, L3, L5, links L2, L4), B 40
2. HUATUOJIAJI (rechts L2, L4, links L1, L3, L5), B 36

Bei Sehstörungen:

1. B 1, G 1, Extrapunkt YUYAO, M 8
2. 3E 23, B 2, Extrapunkt TAIYANG

Bei Störungen der Blase:

1. M 36, Di 4, KG 4, KG 6
2. MP 6, LG 4, B 23, B 25

Bei psychischen Symptomen:

1. H 7, KS 6, MP 6
2. Di 4, M 36, G 20

Zusätzliche Punkte:

Zur Tonisierung:

M 36

Zur Beruhigung:

KS 6, H 7, Extrapunkt ANMIAN

Ohrakupunktur:

Bei der Behandlung von MS-Patienten mit Paraplegie, Parästhesie, Sprachstörungen, ataktischem Gang, Sehstörungen und Störungen der Blasenfunktion bevorzugen wir die Körperakupunktur. Die Ohrakupunktur wird bei Patienten mit Tinnitus, gestörter Hörfunktion, Schwindel, Schlaflosigkeit und/oder Angstgefühlen angewandt.

Bei Schwindel:

Vertigopunkt, Subkortex, Sympathisches Nervensystem, SHENMEN, Magen, Leber, Niere, Schläfe, Okziput

Pro Behandlung werden drei bis fünf Punkte ausgewählt. Unter diesen Punkten ist der Vertigopunkt der wichtigste.

Bei Tinnitus (selten):

Innenohr, äußeres Ohr, Gallenblase, Niere, Schläfe, 3Erwärmer

Pro Behandlung werden drei bis fünf Punkte ausgewählt.

Bei Schlaflosigkeit:

SHENMEN, Subkortex, Niere, Leber, Schläfe, Schlaflosigkeitspunkt, Okziput

Pro Behandlung werden drei bis fünf Punkte ausgewählt.

Nadelmanipulation

Körperakupunktur:

Durchschnittlich werden pro Behandlung vier bis acht Punkte ausgewählt. Nach Erreichen des Nadelgefühls werden die Nadeln an das elektrische Stimulationsgerät angeschlossen. An den Punkten, die zur Behandlung von Sehstörungen gestochen werden, wird keine elektrische Stimulation durchgeführt. An den anderen Punkten wird ein intermittierender Strom mittlerer Intensität für 30 Minuten zugeschaltet. Eine Behandlungsperiode besteht aus zehn Behandlungen. Falls nach der ersten Behandlungsperiode eine Verbesserung der Symptome eintritt, wird nach einer Pause von einer Woche eine weitere Behandlungsperiode angeschlossen. Normalerweise wird drei- bis fünfmal pro Woche behandelt.

Ohrakupunktur:

Kleine Stückchen getrockneter Bohnen werden über die Ohrakupunkturpunkte geklebt. Der Patient massiert diese Punkte dreimal pro Tag. Es wird alle drei bis fünf Tage behandelt. Zwischen zwei Behandlungen wird eine Pause von einem Tag eingelegt. Fünf Behandlungen ergeben eine Behandlungsperiode. Entsprechend des Zustands des Patienten werden zwei bis vier Behandlungsperioden gegeben.

Fallbeispiel

Eine 42jährige Patientin mit bekannter Multipler Sklerose wurde wegen ataktischem Gang überwiesen. Sechs Jahre zuvor litt sie an Sehstörungen; nach zwei Wochen verschwand dieses Symptom wieder. Dann hatte sie zwei Anfälle von ataktischem Gang und Taubheit der Beine. Der erste war vor zwei Jahren aufgetreten. Sie mußte wegen des ataktischen Gangs eine Krücke benutzen. Sie hatte Taubheit und ein stechendes, prickelndes Gefühl in den Beinen. Nach Cortisongaben trat eine unvollständige Remission der Symptome auf. Sie konnte wieder mit dem Fahrrad zur Arbeit fahren, blieb aber in den Beinen leicht ermüdbar. Ein Jahr zuvor hatten sich der ataktische Gang und das Taubheitsgefühl in den Beinen wieder verstärkt. Das Taubheitsgefühl hatte sich über den Rumpf bis zur Brusthöhe ausgeweitet. Sie hatte ständigen Urindrang und mußte häufig Wasser lassen. Ihr Zustand besserte sich durch die Gabe von Immunsuppressiva nicht. Ihr Ehemann hatte emotionale Labilität und eine Verlangsamung der Sprache bemerkt.

Die klinische Untersuchung ergab keine grundlegende Abnormalität, außer einer leichten Verlangsamung der Sprache und einer leichten Koordinationsstörung der Beine mit Krämpfen und Schwäche der Beinmuskulatur. Alle Sehnenreflexe waren leicht überaktiv. Der Gang war unstabil, langsam und breitbeinig. Die Oberflächen- und Tiefensensibilität waren in den Beinen deutlich vermindert. Die Berührungssensibilität war in den Beinen und am Rumpf bis in Höhe von Th 7 leicht vermindert.

Therapie und Verlauf

Aufgrund der Nebenwirkungen von Immunsuppressiva wurde die Patientin w. o. angegeben mit Akupunktur behandelt.

Zwei Punktkombinationen der Körperakupunktur wurden ausgewählt:

1. HUATUOJIAJI (rechts L1, L3, L5, links L2, L4) und B 36, zur Behandlung des ataktischen Gangs.

2. Di 4, KG 4, KG 6 und M 36 zur Behandlung der Störungen der Blasenfunktion.

Die Punktkombinationen wurden abwechselnd angewandt. Die Patientin wurde dreimal pro Woche behandelt. Nach einer Behandlungsperiode (zehn Behandlungen) war der Gang stabiler. Die Patientin mußte aber noch immer eine Krücke benutzen. Dann wurde eine zweite Behandlungsperiode angefügt.

Nachuntersuchung

Die Patientin erhielt nach drei Monaten eine weitere Behandlungsperiode. Ihr Gang war stabiler als vor der Akupunkturbehandlung. Nach einem Jahr zeigte sie noch leichte Symptome von Funktionsstörungen der Blase. Die Patientin war mit dem Behandlungsergebnis zufrieden. Die MS ist charakterisiert durch unvorhersehbare Remissionen. Deshalb sind die therapeutischen Wirkungen schwer einzuschätzen. Kein Zweifel besteht dagegen an der Nebenwirkungsfreiheit der Akupunktur.

Kapitel 15

Progressive spinale Muskelatrophie

Es wurden verschiedene klinische Störungen beschrieben, die nur das motorische System betreffen. Die Erkrankung der unteren Motoneuronen kann in reiner Form auftreten. Viele Patienten mit dem klinischen Erscheinungsbild einer Erkrankung der unteren Motoneuronen zeigen auch eine Degeneration der oberen Motoneuronen, auch wenn sich keine entsprechenden Symptome zeigen. Es scheint sich eine amyothrophische, laterale Sklerose zu entwickeln. Die Erkrankung ist besser als Progressive spinale Muskelatrophie zu bezeichnen. Männer sind häufiger als Frauen betroffen. Die Krankheit tritt normalerweise zwischen dem vierzigsten und dem fünfzigsten Lebensjahr auf.

Pathologie und Pathogenese

Die Progressive spinale Muskelathrophie ist eine systemische Erkrankung, welche die Zellen des Vorderhorns des Rückenmarks befällt. Die degenerativen Veränderungen sind am stärksten im Bereich der Halswirbelsäule. Die vorderen Nervenwurzeln und die peripheren Nerven können degenerative Veränderung, vor allem an den großen Nervenfasern mit einem Verlust der Myelinscheide und der Achsenzylinder, zeigen. Die Pathogenese ist nicht klar. Viele Faktoren, wie z.B. Trauma, Ermüdung, Exposition an Kälte oder Infektion, wurden bisher ohne deutlichen Nachweis diskutiert.

Klinisches Bild

Der Beginn der Erkrankung ist schleichend. Die frühen Symptome sind Schwäche und Unbeholfenheit der Hände. Die Schwäche schreitet in Verbindung mit Muskelschwund und faszikulären Zuckungen der Muskeln fort. Die Erkrankung breitet sich von den intrinsischen Muskeln der Hand zu den Unterarmmuskeln, den Armmuskeln und den Muskeln des Schultergürtels in dieser Reihenfolge aus. Die Beinmuskulatur ist erst im Spätstadium der Erkrankung betroffen. Die Atrophie ist normalerweise symmetrisch, kann aber auch asymmetrisch vorkommen. Sie geht mit einem Verlust der Reflexe einher, ist aber schmerzlos. Der Verlauf der Erkrankung ist sehr langsam und kann mehrere Jahrzehnte dauern, bis schließlich bulbäre Symptome auftreten.

Es ist keine spezifische Behandlung bekannt.

Akupunkturbehandlung

In der Traditionellen Chinesischen Medizin wird diese Störung mit Schwäche und Schwund der Muskulatur als Schwäche-Syndrom klassifiziert. Dieses Syndrom wird bereits in NEIJING beschrieben. Dieser Klassiker der Medizinliteratur in China wird dem legendären Kaiser HUANGTI zugeschrieben. In Wirklichkeit ist das Buch jedoch das Werk verschiedener unbekannter Autoren, der Periode der kriegführenden Staaten (475–221 v. Ch.). Das Syndrom ist keine nosologische Einheit und kann durch verschiedene pathologische Prozesse, wie z.B. Leere-Zustand des Herzens, der Milz und des Blutes sowie der Leber, der Niere und einem Mangel an Essenz, wodurch die Zerstörung der Muskelsehnen und -knochen entsteht, verursacht werden. In der Traditionellen Chinesischen Medizin sind mit dem Begriff "Essenz" ernährende Substanzen im weiteren Sinne gemeint.

Punktauswahl

Entsprechend des NEIJING wird das Schwäche-Syndrom über Punkte des Magen-Meridians behandelt, da Milz und Magen gekoppelt sind, und die Milz die Muskeln kontrolliert. Der Magen kontrolliert die Annahme und Speicherung der Nahrung. Die Leber kontrolliert die Sehnen, die Niere kontrolliert den Knochen und speichert die Essenz. Das Herz kontrolliert die Blutzirkulation, deshalb wird mit Punkten des Magen-, Milz-Pankreas-, Leber-, Nieren- und Herzmeridians behandelt. Da das Herz mit dem Dünndarm gekoppelt ist, werden auch Punkte entlang des Dünndarm-Meridians akupunktiert.

Körperakupunktur (zwei Punktkombinationen):

1. M 36, MP 6, H 7, Dü 9, N 3
2. M 40, MP 9, H 5, Dü 10, N 7.

Ohrakupunktur:

Hauptpunkte:

Magen, Milz, Niere, Leber, Herz, Sympathisches Nervensystem

Zusätzliche Punkte:

SHENMEN, Endokrinium, Subkortex, Dünndarm, 3Erwärmer

Nadelmanipulation

Körperakupunktur:

In der Absicht, den Leere-Zustand wieder aufzufüllen und die Funktionen zu harmonisieren, wird die Technik der Tonisierung angewendet. Die Nadeln werden langsam in drei Schritten eingestochen. Bei jedem Schritt wird die Nadel durch senkrechtes Klopfen manipuliert. Die Nadeln werden einige Minuten belassen und dann schnell herausgezogen. Danach werden die Punkte mit dem Finger massiert. Es wird dreimal pro Woche behandelt. Eine Behandlungsperiode besteht aus zwanzig Behandlungen.

Ohrakupunktur:

Die Ohrakupunkturpunkte werden mit kleinen Stückchen getrockneter Bohnen überklebt. Sie werden vom Patienten einmal pro Tag massiert und alle drei bis fünf Tage gewechselt. Zwischen zwei Behandlungen wird eine Pause von drei bis fünf Tagen eingelegt. Eine Behandlungsperiode besteht aus fünf Behandlungen.

Fallbeispiel

Ein 48jähriger Mann wurde wegen zunehmender Schwäche der oberen Extremitäten seit fünf Jahren überwiesen. Fünf Jahre zuvor hatte der Patient eine Schwäche und Unbeholfenheit beim Gebrauch seiner Hände bemerkt. Vor allem die Feinmotorik war eingeschränkt. Die Schwäche breitete sich schrittweise über den Unterarm zu den Armen und dann zu den Schultern aus. Sie war mit Muskelschwund verbunden. Manchmal trat eine Parästhesie der Finger auf. Der Patient hatte keine Schmerzen.

Die klinische Untersuchung ergab eine beidseitige Schwäche und Atrophie der kleinen Handmuskeln, des Unterarms, des Arms und des Schultergürtels. Der Muskeltonus war vermindert mit einem Verlust der Tiefenreflexe der oberen Extremitäten. Die willkürliche Kontrolle und die Sensibilität waren eingeschränkt.

Die Liquoruntersuchung ergab einen leichten Anstieg der Proteinkonzentration. Das EMG zeigte eine Zerstörung der unteren Motoneuronen. Es wurden Fibrillationspotentiale, positive scharfe Wellen und eine Reduktion der Zahl der Motoneuronen gefunden. Die Leitungsgeschwindigkeit der motorischen Nerven war normal.

Dies war ein typischer Fall von Progressiver spinaler Muskelatrophie.

Therapie und Verlauf

Der Patient wurde w. o. beschrieben behandelt. Es wurden zwei Punktkombinationen der Körperakupunktur ausgewählt und abwechselnd angewandt:

1. M 36, H 7, Dü 9
2. H 5, MP 6, Dü 10

Es wurden zwei Behandlungsperioden durchgeführt. Zwischen den Behandlungsperioden wurde eine Pause von zwei Wochen eingelegt. In dieser Zeit wurde Ohrakupunktur versucht.

Am Ende der Behandlung konnte der Patient seine Hand viel besser gebrauchen, obwohl keine Verbesserung der objektiven Befunde auftrat.

Nachuntersuchung

Ein Jahr nach der Akupunkturbehandlung war das subjektive Befinden des Patienten noch immer verbessert. Die Progressive spinale Muskelathrophie ist eine langsam fortschreitende Erkrankung. Keine Therapie mit Medikamenten kann die Verfallsrate beeinflussen. Da durch Akupunktur die Erkrankung für den Patienten besser tolerierbar wird, ist sie das Mittel der Wahl.

Kapitel 16

Progressive Bulbärparalyse

Die Progressive Bulbärparalyse wird im allgemeinen als eine Variante der amyotrophen Lateralsklerose mit einem hauptsächlichen Befall der kraniellen motorischen Kerne angesehen. Sie kann aber auch als einzelnes klinisches Erscheinungsbild auftreten. Sie hat einen schnellen Verlauf und eine schlechte Prognose. Diese Störung ist eine Erkrankung des hohen Lebensalters, kann aber in einigen Fällen zwischen dem 30. und 50. Lebensjahr auftreten. Frauen sind häufiger betroffen als Männer. Die genaue Ursache der Erkrankung ist unbekannt.

Klinisches Bild

Nahezu immer ist der Beginn schrittweise. Die ersten Symptome zeigen sich beim Sprechen. Normalerweise sind die Muskeln der Zunge und der Musculus orbicularis oris als erste und am stärksten betroffen. Das Herausstrecken der Zunge ist behindert. Schließlich kann die Zunge durch Muskelschwund und Faszikulationen vollkommen unbeweglich werden. Die Gaumenmuskeln und die äußeren Muskeln des Pharynx und Larynx sind als nächste betroffen. Die Sprache wird undeutlich, nasal und monoton. Das Schlucken von Flüssigkeiten wird zunehmend schwierig. Es kann ein Zurückfließen durch die Nase als ein Ergebnis der Unfähigkeit, den Pharynx beim Schlucken abzudichten, auftreten. Die Stimme wird heiser und rauh. Der Unterkiefer kann herunterhängen; das Kauen kann erschwert sein. Die Beweglichkeit und Ausdrucksfähigkeit der Gesichtsmuskulatur kann eingeschränkt sein.

Diagnostik

In der reinen Form der Progressiven Bulbärparalyse ist die Diagnose einfach zu stellen. Schwierig ist die Unterscheidung zwischen der reinen, bulbären Lähmung und der progressiven spinalen Muskelatrophie sowie der amyotrophen Lateralsklerose.

Prognose

Die Prognose ist aufgrund der wichtigen Funktionen der betroffenen Muskulatur und des Auftretens der Erkrankung im hohen Lebensalter als schlecht anzusehen.

Akupunkturbehandlung

Diese Erkrankung wird ebenso wie die Progressive spinale Muskelatrophie in der Traditionellen Chinesischen Medizin dem Schwäche-Syndrom zugeordnet. Danach entsteht sie aufgrund einer Schwäche der Milz bei der Kontrolle der Muskulatur.

Punktauswahl

Körperakupunktur:

Aufgrund der Innen-Außen-Kopplung von Milz und Magen werden hauptsächlich Punkte des Magen-Meridians ausgewählt.

1. M 3, M 6, M 8, KG 23, MP 6
2. M 4, M 7, Extrapunkt TAIYANG, Extrapunkte JIALIANQUAN, M 36

KG 23 und JIALIANQUAN sind wichtige Punkte zur Behandlung der Zungenlähmung.

Ohrakupunktur:

Neben einer Schwäche der Milz leiden Patienten mit Schwäche-Syndrom auch an einem Leere-Zustand des Herzens, der Leber, der Niere, des Blutes und der Essenz. Die Patienten haben üblicherweise starke Angstgefühle bezüglich ihres Zustandes.

Hauptpunkte:

Magen, Milz, Herz, Niere, Leber, sympathisches Nervensystem, Schläfe

Zusätzliche Punkte:

SHENMEN, Gesicht, Pharynx, Larynx, Zunge, Subkortex,
Endokrinium, 3Erwärmer

Pro Behandlung werden drei bis fünf Punkte akupunktiert.

Nadelmanipulation

Körperakupunktur:

Um die Leere-Zustände aufzufüllen und die Funktionen der Organe zu harmonisieren, wird wie im Falle der Progressiven spinalen Muskelatrophie die tonisierende Technik angewandt. Die Nadeln werden in drei Schritten langsam eingestochen. Jeder Schritt ist durch senkrechtes Klopfen auf die Nadel begleitet. Die Nadeln werden für einige Minuten belassen und dann schnell herausgezogen. Der Akupunkturpunkt wird dann mit dem Finger massiert. An Akupunkturpunkten im Gesicht werden die Nadeln schräg mit der Nadelspitze in Richtung des Meridianverlaufs eingestochen.

Die Akupunkturbehandlung wird dreimal pro Woche durchgeführt. Eine Behandlungsperiode besteht aus 15 bis 20 Behandlungen.

Ohrakupunktur:

Die Ohrakupunkturpunkte werden mit kleinen Stückchen getrockneter Bohnen überklebt. Der Patient massiert sie ein- bis zweimal pro Tag. Sie werden nach drei bis fünf Tagen gewechselt. Zwischen zwei Behandlungen wird eine Pause von einem bis zwei Tagen durchgeführt. Fünf Behandlungen bilden eine Behandlungsperiode.

Üblicherweise wird die Ohrakupunktur zwischen zwei Behandlungsperioden der Körperakupunktur durchgeführt.

Fallbeispiel

Eine 54jährige Patientin kam mit Sprach- und Schluckschwierigkeiten. Diese Schwierigkeiten hatten sich seit einem Jahr verstärkt. Ein Jahr zuvor hatte ihr Ehemann erstmals ihre Sprachschwierigkeiten bemerkt. Schrittweise veränderte sich die Qualität ihrer Stimme. Dann erschwerte sich das Schlucken. Die Familienanamnese ergab keinen Hinweis auf familiäres Vorkommen der Erkrankung. Sie war zuvor bei verschiedenen Ärzten gewesen. Sie hatte chinesische Arzneimittel sowie Vitamin-B1- und Vitamin-B12-Injektionen ohne Erfolg erhalten.

Bei der klinischen Untersuchung war sie bezüglich ihrer Gesundheit sehr geängstigt. Die Stimme war nasal und monoton. Das Herausstrecken der Zunge war behindert. Die Zunge zeigte einen leichten Muskelschwund in Verbindung mit kontinuierlichen Muskelfaszikeln. Die Patientin konnte die Lippen nicht schürzen und protrudieren. Sie konnte ebenfalls nicht pfeifen. Die Beweglichkeit des weichen Gaumens war geschwächt. Die Störung der Schluckfunktion trat vor allem beim Schlucken von Flüssigkeiten auf. Manchmal kam es zu einem Zurückfließen durch die Nase. Die Muskelschwäche und -atrophie betraf auch den Masseter- und den Temporalismuskel.

Dies war ein typischer Fall von Progressiver Bulbärparalyse. Auf Verlangen der Patientin wurde mit Akupunktur therapiert.

Therapie und Verlauf

Es wurde die Technik der Tonisierung w. o. beschrieben angewandt. Die zwei Punktkombinationen der Körperakupunktur wurden abwechselnd behandelt. Es wurde zwei- bis dreimal pro Woche akupunktiert. Insgesamt erhielt die Patientin zwanzig Behandlungen. Zur gleichen Zeit wurden zwei Behandlungsperioden mit Ohrakupunktur durchgeführt. Es wurden die Ohrakupunkturpunkte SHENMEN, Milz, sympathisches Nervensystem und Magen ausgewählt. Am Ende der Akupunkturtherapie war lediglich die Fehlfunktion des Zurückfließens von Flüssigkeiten durch die Nase verbessert.

Nachuntersuchung

Sechs Monate nach der ersten Behandlung erhielt die Patientin eine weitere Behandlungsperiode mit Körperakupunktur, da die Schwierigkeiten sich seit dem Ende der ersten Akupunkturbehandlung nicht verbessert hatten.

Kapitel 17

Benigner essentieller Tremor

Der Benigne essentielle Tremor ist ein verbreiteter Zustand, der normalerweise beide Hände symmetrisch betrifft. Oft ist auch die Muskulatur am Kopf befallen.

Die Pathologie und Pathophysiologie sind nicht aufgeklärt.

Klinisches Bild

Der Beginn der Erkrankung ist üblicherweise graduell und setzt im Erwachsenenalter ein. Der Tremor hat eine Frequenz von 8 bis 10 Hertz. Er tendiert dazu, in den Armen zu beginnen, und ist am stärksten ausgeprägt, wenn die oberen Extremitäten ausgestreckt sind oder ruhen. Dies ist der Unterschied zur Parkinson'schen Erkrankung (siehe Kapitel 18). Der Tremor besteht auch während der Aktivität. Für viele Jahre oder sogar Jahrzehnte bleibt der Tremor auf die oberen Extremitäten beschränkt. Er nimmt allerdings in der Intensität zu. Langsam kann der Tremor auf den Kopf übergreifen. Die Stimme kann als Folge der Ausbreitung der Erkrankung in die Thoraxmuskulatur und das Zwerchfell vibrierend werden. Gelegentlich befällt der Tremor auch die Bauchmuskulatur und die Muskeln der Beine. Er kann vorübergehend durch Trinken von Alkohol unterdrückt werden.

Die Handschrift des Patienten ist groß und unregelmäßig. Dies steht im Gegensatz zur Mikrographie in Fällen mit Parkinson'scher Erkrankung. Der Tremor bleibt für lange Jahre das einzige Symptom. Auch dies steht im scharfen Gegensatz zur Parkinson'schen Erkrankung, die zu einer gewissen Steifheit und Verlangsamung der Bewegungen fortschreiten kann.

Die Erkrankung kann in der Kindheit und Jugend auftreten. Dabei besteht eine positive Familienanamnese. Für diesen Zustand wird der Begriff "familiär vererbter Tremor" benutzt.

Akupunkturbehandlung

In der Traditionellen Chinesischen Medizin ist die Leber dem Element Holz zugeordnet und bekämpft den Wind. Aufbrausender Leber-Wind im Körperinneren verursacht den Tremor. Das therapeutische Prinzip ist es, die Leber zu beruhigen und den Wind zu dämpfen. Dies geschieht durch Nährung des Blutes. Deshalb sind die Nährung des Blutes, die Förderung der Zirkulation und das Gängigmachen der Meridiane die grundlegenden Prinzipien bei der Behandlung von Gutartigem essentiellem Tremor.

Punktauswahl

Es werden die Punkte des Leber-, Nieren-, Gallenblasen-, Blasen-, Dickdarm-, Milz- und Magenmeridians ausgewählt, da die Leber und die Niere den gleichen Ursprung haben und die Blase und Gallenblase mit ihnen gekoppelt sind. Der Funktionskreis Lunge kontrolliert die Leber und die Lebensenergie QI. Die Lunge ist mit dem Dickdarm gekoppelt. Das Blut hat seinen Ursprung in den essentiellen Substanzen aus der Nahrung. Die Nahrungsaufnahme und -weiterverarbeitung werden von der Milz und vom Magen kontrolliert.

Körperakupunktur:

Auf der Basis der Symptome werden die folgenden Punktkombinationen ausgesucht:

Bei Tremor der oberen Extremitäten:

1. Di 15, Di 11, Di 4
2. Di 14, Di 10, Di 4

Bei Tremor der unteren Extremitäten:

1. G 30, B 36, B 40, MP 6
2. B 54, B 37, B 39, MP 6

Bei psychischen Symptomen, Schlaflosigkeit und Angstgefühlen:

1. H 7, KS 6, MP 6
2. Di 4, M 36, G 20, Extrapunkt ANMIAN

Ohrakupunktur:

Die Ohrakupunktur wird zusätzlich angewandt, wenn der Patient psychologische Symptome aufweist.

Bei Schlaflosigkeit:

SHENMEN, Herz, Niere, Leber, Gallenblase, Subkortex, Schläfe, ANMIAN
Pro Behandlung werden vier bis fünf Punkte ausgewählt.

Bei Angstgefühlen:

Subkortex, Herz, Schläfe, Sympathisches Nervensystem, Endokrinium, Niere, Gehirnstamm, Leber, Magen.
Pro Behandlung werden vier bis fünf Punkte ausgewählt.

Nadelmanipulation

Körperakupunktur:

Pro Behandlung wird eine Punktkombination ausgewählt. Die Nadeln werden durch Rotieren im und gegen den Uhrzeigersinn für ein bis zwei Minuten manipuliert, bis das Nadelgefühl erreicht ist. Dann werden sie sofort herausgezogen. Normalerweise wird jeden zweiten Tag behandelt. Eine Behandlungsperiode besteht aus zehn bis zwölf Sitzungen. Falls eine Verbesserung der Symptome auftritt, wird nach einer Pause von drei bis fünf Tagen eine weitere Behandlungsperiode angefügt.

Ohrakupunktur:

Kleine Stückchen getrockneter Bohnen werden über die Ohrakupunkturpunkte geklebt. Der Patient massiert die Punkte dreimal pro Tag. Nach drei bis fünf Tagen werden die Punkte gewechselt. Zwischen zwei Behandlungen wird eine Pause von einem Tag eingelegt. Fünf

Behandlungen ergeben eine Behandlungsperiode. Üblicherweise werden zwei bis vier Behandlungsperioden gegeben.

Fallbeispiel

Ein 45jähriger Mann wurde wegen seit zehn Jahren bestehenden Tremors überwiesen. Zehn Jahre zuvor bestand der Tremor nur während Streßperioden. Nach und nach trat der Tremor auch auf, wenn er die Arme ausstreckte und schließlich in den letzten Jahren auch während der Aktivität. Er suchte medizinische Behandlung, da ihn das Verschütten von Speisen und Getränken in Streßsituationen sehr beeinträchtigte. Medikamente zeigten Nebenwirkungen und wurden eingestellt.

Es bestand keine positive Familienanamnese.

Klinische Untersuchung

Der Patient war dünn und ängstlich. Der Tremor war deutlich, wenn der Patient die Arme ausstreckte. In Ruhe trat er nicht auf. Zusätzlich bestand ein leichter Tremor des Kopfes. Es bestand keine Steifheit oder Verlangsamung der Bewegungen; aber eine leichte Störung der Bewegungskoordination wurde gefunden. Die neurologische Untersuchung war normal.

Dies war ein Fall von Benignem essentiellen Tremor.

Therapie und Verlauf

Es wurde mit Körperakupunktur und Ohrakupunktur behandelt. Zwei Punktkombinationen der Körperakupunktur wurden abwechselnd angewandt:

1. Di 15, Di 11, Di 4
2. Di 14, Di 10, Di 4

Es wurde mit der o. a. Technik akupunktiert. Der Patient wurde jeden zweiten Tag behandelt. Die Ohrakupunkturpunkte Herz, Schläfe, Subkortex, Gehirnstamm und Leber wurden w.o. angegeben stimuliert.

Gleichzeitig bekam der Patient eine kleine Dosis von Propanolol.

Nach einer Behandlungsperiode war der Tremor verringert. Der Patient war zufrieden. Er konnte essen, ohne Speisen zu verschütten.

Nachuntersuchung

Der Patient erhielt noch ein Jahr, in Intervallen, Akupunkturtherapie, kombiniert mit einer geringen Dosis von Propanolol. Er war mit dem Ergebnis sehr zufrieden. Diese Art von Tremor nimmt einen gutartigen Verlauf. Der Grad der Beeinträchtigung hängt von vielen Faktoren und Lebensumständen, wie z.B. dem Beruf des Patienten ab. Oft kann der Tremor gut toleriert werden. Neben der beruflichen Beeinträchtigung suchen viele Patienten die

Behandlung aufgrund sozialer Beeinträchtigungen. Oft wird der Tremor durch Angstgefühle bezüglich der Erkrankung noch verstärkt.

Die übliche Behandlung des Benignen essentiellen Tremors ist die Medikation von Propanolol. Der therapeutische Effekt mit Propanolol ist unterschiedlich. Bei Dauermedikation können Nebenwirkungen auftreten. Deshalb stellt die Kombination von Akupunktur mit einer geringen Dosis von Propanolol eine echte Alternative dar.

Kapitel 18

Parkinson'sche Krankheit

Die Parkinson'sche Krankheit wurde zuerst von James Parkinson 1817 beschrieben. Schüttellähmung und idiopathischer Parkinsonismus werden oft als Synonyme gebraucht. Der Begriff "Parkinsonismus" wird üblicherweise als Oberbegriff für Störungen benutzt, die auch die Parkinson'sche Krankheit beinhalten. Diese Störungen haben allerdings bekannte Ursachen, wie Enzephalitis und Vergiftungen, und die gleichen Symptome. Die Parkinson'sche Krankheit tritt normalerweise zwischen dem fünfzigsten und sechzigsten Lebensjahr auf. Eine juvenile Form der Erkrankung kann sich im Alter von fünfzehn bis dreißig Jahren entwickeln. Männer sind häufiger betroffen als Frauen. Parkinsonismus kann in jedem Lebensalter auftreten. Bei schwarzen Menschen ist die Parkinson'sche Krankheit selten. Ob dies mit einer erhöhten Melaninpigmentation der Haut zusammenhängt, ist nicht bekannt.

Ätiologie

Obwohl die biochemische Pathologie der Parkinson'schen Krankheit ziemlich gut beschrieben wurde, ist die eigentliche Ätiologie unbekannt. Verschiedene Hypothesen, wie frühzeitiges oder beschleunigtes Altern, Vergiftung, Infektion, Stoffwechseldefekte und immunologische Störungen sind aufgestellt worden, um die Ätiologie der Erkrankung zu erklären. Aber keine dieser Hypothesen konnte genügend durch Daten unterstützt und besser begründet werden.

Pathologie

Die wichtigsten Läsionen werden in der Substantia nigra und hier vor allem in der Zona compacta gefunden. Die Defekte sind dort größer als in der Zona retikulata. Sie gehen immer mit ähnlichen, aber weniger schweren Läsionen der melaninhaltigen Nervenzellen im Gehirnstamm einher. Es zeigt sich eine auffällige Depigmentation der Substantia nigra. Histologisch ist die signifikanteste Veränderung ein Verlust von Nervenzellen, vor allem in der Substantia nigra. Es besteht ein Verlust von Melanin in den pigmentierten Zellen der Substantia nigra. Die Melaningranula werden frei verteilt im Gewebe und in den Makrophagen gefunden. Das Pallidum und das Striatum (Nucleus caudatus und Putamen) sind in der Regel in einem geringeren Grad als die Substantia nigra betroffen. Die auffälligsten Symptome der Parkinson'schen Krankheit sind: Tremor, Steifheit, akinetische Zeichen und eine Veränderung der Körperhaltung. Jedes dieser Symptome oder eine Kombination davon können auftreten.

Der Beginn ist schleichend und graduell. Der Tremor ist normalerweise das erste auffällige Symptom. Er tritt zuerst in einer Extremität oder auch nur in den Fingern oder nur im Daumen allein auf. Ebenso sind Bewegungsverlangsamung, ein schlürfender Gang oder Schwierigkeiten beim Treppensteigen die Beine zu heben, die frühen Symptome. Als häufigste Beschwerde wird aber der Tremor angegeben. Auch tritt ein Verlust der Bewegungskoordination, wie z.B. das normale seitliche Schwingen der Arme während des Gehens, im Frühstadium auf. Gleichzeitig mit dem Tremor oder darauffolgend kann sich eine Veränderung der Körperhaltung einstellen.

In einigen Fällen bleiben die Symptome auf eine Körperseite beschränkt (Hemiparkinsonismus). In der Mehrzahl der Fälle sind allerdings beide Körperseiten gleichmäßig betroffen.

Der Tremor ist rhythmisch und auch bei Ruhe vorhanden (statischer oder Ruhetremor). Der Tremor in den Händen ist charakterisiert durch eine Adduktionsposition des Daumens und der Finger. Daumen und Finger reiben rhythmisch aneinander und bilden den sogenannten "Pillendrehertremor". Im fortgeschrittenen Stadium können auch die Lippen, die Zunge, der Unterkiefer und der Kopf betroffen sein. Der Tremor wird durch Emotionen, Kälte, Müdigkeit und Angstgefühle verschlimmert. Er wird während willentlicher Bewegungen unterdrückt und verschwindet nachts.

Im fortgeschrittenen Stadium zeigt der Patient eine Flexionsposition des Kopfes und des Rumpfes. Der Körper ist nach vorne gebeugt. Ebenso sind die Beine und Arme in leichter Flexionsposition. Der Gang wird gestört (schlurfende, kleine Schritte). Die Bewegungen des Kauens, Schluckens und Sprechens werden verlangsamt.

Das Gesicht eines Patienten mit Parkinson'scher Krankheit ist üblicherweise ausdruckslos und wird als Maskengesicht beschrieben. Die Muskelsteifheit kann stark genug werden, um Schmerzen zu verursachen, die zu einer Unfähigkeit führen können, für mehr als wenige Minuten sitzen zu bleiben. Es können sich Fibrosen der Muskeln und des periartikulären Gewebe, vor allem in der Schulter, entwickeln.

Es werden psychologische Symptome, wie Angstgefühl, Übersensibilität und Feindseligkeit, gefunden. Bei einer kleinen Zahl der Patienten treten bei fortschreitender Erkrankung auch intellektuelle Störungen auf.

Akupunkturbehandlung

Es besteht kein Zweifel, daß der fortschreitende Verlust von dopaminergen Stoffen eine wichtige Rolle in der Pathophysiologie der Parkinson'schen Krankheit spielt. Es ist auch bekannt, daß signifikante Änderungen der Dopamin-, cholinergen, GABA- und Enkephalin-Rezeptoren im Striatum, der Substantia nigra und/oder im limbischen System auftreten, die eine Mitwirkung dieser neuralen Systeme bei der Pathophysiologie der Parkinson'schen Krankheit entweder als primäre oder sekundäre Folgeerscheinung anzeigen.

Lange vor der modernen Neuropharmakologie wurden anticholinerge Medikamente zur Therapie der Parkinson'schen Krankheit eingeführt. Seit der Entdeckung in den 1960er Jahren, daß bei der Parkinson'schen Erkrankung ein Mangel an Dopamin besteht und daß dessen Ersatz durch Levadopa die Symptome der Erkrankung mildern kann, wurden in den letzten Jahren Dopaminagonisten eingeführt. Obwohl die meisten Patienten auf diese Medikamente ansprechen, ist die Dosierung im allgemeinen durch Nebenwirkungen begrenzt. Gleichzeitig sind diese Medikamente sehr teuer. Die Akupunkturbehandlung kann zusätzlich zur Medikamentenbehandlung eingesetzt werden, vor allem bei Patienten, die auf die Medikamente nicht ansprechen oder Nebenwirkungen zeigen sowie bei Patienten mit Schmerzen und psychologischen Symptomen.

Punktauswahl

Entsprechend der Traditionellen Chinesischen Medizin wird die Parkinson'sche Krankheit durch aufbrausenden Leber-Wind im Körperinneren verursacht. Ähnlich wie bei Fällen mit Gutartigem essentiellem Tremor (siehe Kapitel 17). Deshalb werden Punkte des Leber-, Nieren-, Gallenblasen-, Blasen-, Dickdarm-, Milz- und Magenmeridians ausgewählt.

Körperakupunktur:

Die folgenden ein oder zwei Punktkombinationen werden entsprechend den Symptomen eingesetzt:

Bei Steifheit und Tremor der Extremitäten:

Obere Extremitäten:

1. Di 15, Di 11, Di 4
2. Di 14, Di 10, Di 4

Untere Extremitäten:

1. G 30, B 36, B 40, MP 6
2. B 54, B 37, B 39, MP 6.

Bei Schmerzen:

Schulterschmerz (als Folge von Fibrosen der Muskulatur und periartikulären Gewebe der Schulter):

Dü 9, Di 14, G 21

Hüftschmerzen:

G 30, B 23, MP 10

Bei psychologischen Symptomen:

Schlaflosigkeit und Angstgefühle:

1. H 7, KS 6, MP 6
2. Di 4, M 36, G 20, Extrapunkt ANMIAN

Ohrakupunktur:

Die Ohrakupunktur wird angewandt, wenn der Patient mit Parkinson'scher Krankheit unter Schmerzen und psychologischen Symptomen leidet.

Bei Schmerzen:

Schulterschmerzen:

Schulter, Halswirbelsäule, Sympathisches Nervensystem, 3Erwärmer, Schläfe, Subkortex

Hüftschmerzen:

Hüfte, Lendenwirbelsäule, Nieren, Endokrinium, 3Erwärmer, Schläfe

Bei Schlaflosigkeit:

SHENMEN, Herz, Niere, Subkortex, Schläfe, Gallenblase, ANMIAN, Leber

Pro Behandlung werden vier bis fünf Punkte ausgewählt.

Bei Angstgefühlen:

Subkortex, Herz, Schläfe, Sympathisches Nervensystem, Endokrinium, Niere, Gallenblase, Gehirnstamm, Leber
Pro Behandlung werden vier bis fünf Punkte ausgewählt.

Nadelmanipulation

Körperakupunktur:

Pro Behandlung wird eine Punktkombination ausgewählt. Nach Erreichen des Nadelgefühls durch Rotieren werden die Nadeln an das elektrische Stimulationsgerät angeschlossen. Ein intermittierender Strom mittlerer Frequenz wird zugeschaltet. Jede Behandlung dauert ungefähr 30 Minuten. Es wird dreimal pro Woche behandelt. Eine Behandlungsperiode besteht aus zehn bis zwölf Sitzungen. Falls eine Verbesserung der Beschwerden eintritt, wird nach einer Pause von einer Woche eine weitere Behandlungsperiode angefügt.

In Fällen von Parkinson'scher Krankheit mit Tremor (Tremor- oder gemischter Typ) wird die Nadel schnell eingestochen, für ein bis zwei Minuten im oder gegen den Uhrzeigersinn rotiert und dann schnell wieder herausgezogen.

In Schmerzfällen wird die Nadel schnell eingestochen, um ein starkes Nadelgefühl zu erreichen. Am Maximum des Nadelgefühls wird entsprechend des Schmerzgrades für ein bis zwei Minuten durch Rotieren im und gegen den Uhrzeigersinn manipuliert. Dann werden die Nadeln wie gewohnt an das elektrische Stimulationsgerät angeschlossen.

Ohrakupunktur:

Die Ohrakupunkturpunkte werden mit kleinen Stückchen getrockneter Bohnen überklebt. Der Patient massiert die Punkte dreimal pro Tag für drei bis fünf Tage lang. Nach einer Ruhepause von einem Tag wird eine weitere Behandlung durchgeführt. Fünf Behandlungen ergeben eine Behandlungsperiode. Insgesamt werden zwei bis vier Behandlungsperioden gegeben.

Fallbeispiel

Ein 62jähriger Mann mit einer seit sechs Jahren bestehenden Verlangsamung der Bewegungen und Schmerzen in der Schulter seit vier Monaten wurde überwiesen. In den vorangegangenen sechs Jahren bemerkte der Patient eine zunehmende Verlangsamung bei Aktivitäten wie Anziehen und Schuhe zubinden. Auch seine allgemeine Beweglichkeit war im Vergleich zu früher beeinträchtigt. Seine Handschrift tendierte dazu, kleiner zu werden. Zusätzlich trat eine allgemeine Müdigkeit auf. Vier Monate zuvor hatte sich ein Schmerz in der rechten Schulter entwickelt, der seinen Schlaf sehr beeinträchtigte.

Er ist von verschiedenen Ärzten untersucht worden, die eine Parkinson'sche Krankheit diagnostiziert haben. Er erhielt eine Behandlung mit Levadopa mit guten Ergebnissen in den ersten beiden Behandlungsjahren. Vor einem Jahr wurde die Behandlung wegen peripherer und zentraler Nebenwirkungen unterbrochen.

Klinische Untersuchung

Die Sprache des Patienten war langsam. Seine Stimme war leise. Der Gesichtsausdruck vermindert. Eine allgemeine Bewegungsverlangsamung mit einem Verlust der Bewegungskoordination beim Gehen wurde beobachtet. Bewegungen auf Kommando waren verlangsamt und konnten erst nach einer längeren Reaktionszeit ausgeführt werden. Der Patient ging in kleinen Schritten. Der Körper war nach vorne gebeugt, die Arme und Beine leicht in Flexionsposition. Die Handschrift zeigte Mikrographie. Eine Steifheit mittleren Grades war in allen vier Extremitäten und vor allen Dingen auf der rechten Seite vorhanden. Die passive Beweglichkeit im rechten Schultergürtel war aufgrund von Schmerzen begrenzt. Die Muskelschwäche war nur leicht ausgeprägt. Die Sehnenreflexe waren unverändert. Es bestanden keine Zeichen für eine Dysfunktion des Tractus pyramidalis. Es bestand kein Tremor.

Dies war ein typischer Fall von Parkinson'scher Krankheit (parkinetischer Typ) mit Beteiligung der Schulter.

Therapie und Verlauf

Der Patient wurde mit Körper- und Ohrakupunktur behandelt. Zwei Kombinationen von Körperakupunkturpunkten wurden abwechselnd angewandt:

1. Dü 9, Di 14, G 21, Di 11, Di 4
2. G 30, B 36, B 40, MP 6

Die Nadeln wurden w.o. angegeben manipuliert. Um die Schulterschmerzen zu erleichtern, wurden die Punkte Dü 9, Di 14 und G 21 stark manipuliert, um ein starkes Nadelgefühl zu erreichen. Alle Punkte wurden für 30 Minuten an das elektrische Stimulationsgerät angeschlossen. Gleichzeitig führte der Patient aktive Muskelübungen durch. Massagen, vor allem der Schultergelenke, wurden angeordnet. Die Ohrakupunkturpunkte für die Schulter wurden w.o. angegeben stimuliert. Während der gesamten Akupunkturbehandlung wurde eine kleine Dosis von Bromokriptin verabreicht.

Am Ende der ersten Behandlungsperiode beschrieb der Patient den Schulterschmerz als stark verbessert. Er konnte gut schlafen. Die Bewegungseinschränkung der Schulter war deutlich verbessert. Insgesamt bekam der Patient drei Behandlungsperioden. Die Beweglichkeit der Schulter war verbessert. Der Schulterschmerz verschwand schließlich. Der Patient zeigt eine generelle Verbesserung der Symptome der Parkinson'schen Krankheit.

Nachuntersuchung

Die Körperakupunktur und die Bromokriptin-Medikation wurden zweimal wöchentlich fortgesetzt. Nach einem Jahr war der Zustand des Patienten befriedigend. Es traten keine Nebenwirkungen auf.

Fallbeispiel

Ein 56jähriger Mann wurde mit Tremor in den Extremitäten überwiesen. Zwei Jahre zuvor hatte der Patient einen Tremor der linken Hand bemerkt, der dann auch die rechte Hand betraf. Besonders auffällig war der Tremor beim Schreiben. Die Handschrift wurde zittrig. Dies veranlaßte ihn, den Arzt aufzusuchen. Es wurde eine Parkinson'sche Krankheit diagnostiziert, die mit anticholinergen Medikamenten behandelt wurde. Der Patient sprach auf diese Behandlung schlecht an. Deshalb kam er zur Akupunkturbehandlung. Er litt an Schlaflosigkeit und war über seinen Zustand sehr besorgt, da Arbeitsunfähigkeit drohte.

Die Familienanamnese war nicht auffällig.

Klinische Untersuchung

Der Patient war ängstlich und gereizt. Es bestand ein typischer Ruhetremor beider Arme. Der Tremor der linken Seite war stärker. Die Muskeln zeigten eine geringe Steifheit bei der passiven Bewegung der Extremitäten. Die Fähigkeit, schnelle aufeinanderfolgende Bewegungen auszuführen, war vermindert. Der Gang war verlangsamt. Der Patient konnte beim Gehen seine Arme nicht natürlicherweise seitlich schwingen. Der Gesichtsausdruck war leicht vermindert. Eine Muskelschwäche trat nicht auf. Die Sehnenreflexe waren nicht verändert.

Dies war ein Fall von Parkinson'scher Krankheit (gemischter Typ).

Therapie und Verlauf

Zwei Kombinationen von Körperakupunkturpunkten wurden abwechselnd angewandt:

1. Di 15, Di 11, Di 4, H 7, MP 6
2. Di 14, Di 10, KS 6, G 20.

Gleichzeitig wurden Ohrakupunkturpunkte ausgewählt, um die Ängstlichkeit und Schlaflosigkeit zu behandeln:

1. Subkortex, Herz, Schläfe, Leber, SHENMEN
2. Gehirnstamm, Niere, Sympathisches Nervensystem, ANMIAN, Gallenblase

Diese zwei Punktkombinationen wurden abwechselnd angewandt. Die Körperakupunktur wurde ohne elektrische Stimulation durchgeführt. Der Patient erhielt drei Behandlungsperioden.

Nach Abschluß der Behandlung wurde der Patient angewiesen, das anticholinerge Medikament Artane in einer Dosierung von dreimal wöchentlich ein Milligramm einzunehmen. Diese geringe Dosis verursacht keine Nebenwirkungen.

Der Therapieeffekt trat nach der fünften Behandlung der ersten Behandlungsperiode ein. Die Schlaflosigkeit war beseitigt. Der Tremor hatte sich verbessert.

Am Ende der Behandlung war der Tremor deutlich verbessert. Der Patient fühlte sich entspannt und ohne negative Emotionen.

Nachuntersuchung

Nach Abschluß von drei Behandlungsperioden wurde die Behandlung mit einer geringen Dosis von Artane (1 mg alle drei Tage) und Körperakupunktur einmal oder zweimal pro Woche fortgesetzt. Nach einem Jahr hatte sich der Tremor nicht wieder verschlimmert. Die Stimmungslage und das Wohlbefinden des Patienten waren sehr gut. Es traten keine Nebenwirkungen auf.

Kapitel 19

Tourette-Syndrom

Das Tourette-Syndrom (TS) ist eine neuropsychiatrische Störung, die durch vielfältige unfreiwillige Bewegungen, wie blitzartige Zuckungen, vorwiegend im Gesichtsbereich (Augenzwinkern, Mundverzerrungen, Zungenschnalzen), aber auch im Bereich des Halses (ruckartige Kopfdrehungen) und der Schulter (Schleudern) charakterisiert ist. Die Bandbreite der unfreiwilligen Bewegungen reicht von einfachen myoklonischen Zuckungen bis zu komplexen Mustern von schnellen, koordinierten, unfreiwilligen Bewegungen. Männer sind im Verhältnis von 3 : 1 häufiger betroffen als Frauen. Am häufigsten entwickelt sich die Erkrankung im Alter zwischen zwei und fünfzehn Jahren. Positive Familienanamnesen legen den Schluß nahe, daß TS eine Erbkrankheit ist.

Ätiologie und Pathogenese

Die genaue Ursache von TS ist nicht bekannt. Es wurden keine spezifischen morphologischen Veränderungen im Gehirn festgestellt. Bei der Pathophysiologie von TS ist der Katecholamin-Metabolismus beteiligt. Haloparidol und Phenothiazine hemmen die dopaminerge Aktivität und verbessern den Krankheitszustand. Medikamente, wie Amphetamine, lösen die Bildung von Katecholaminen aus und verschlimmern die Symptome des TS. Die Verschlimmerung der Erkrankung durch Streß und Angst legt eine noradrenerge Beteiligung nahe.

Klinisches Bild

Die Muskelzuckungen beginnen üblicherweise im Gesicht (Augenzwinkern, Zuckungen der mimischen Muskulatur). Diese kleineren Zuckungen sind manchmal für längere Zeit vorhanden, bevor größere Bewegungen einsetzen. Diese werden üblicherweise als gewohnheitsmäßige Bewegungen angesehen. Sie beginnen sich auf den Nacken (Kopfschütteln) und die Extremitäten auszuweiten. Die unfreiwilligen Bewegungen der Extremitäten sind kurz, diskret, abrupt, unkoordiniert und unregelmäßig. In milden Fällen treten diese Bewegungen nur gelegentlich auf und sind nur schwer zu entdecken. In schweren Fällen ist nahezu immer irgendein Körperteil in Bewegung. Die zuckenden Bewegungen der Zunge bewirken ein Zungenschnalzen und manchmal einen fauligen Auswurf. Die Muskelzuckungen werden durch emotionalen Streß verstärkt und sind in Ruhephasen vermindert. Sie verschwinden während des Schlafens ganz.

Nicht selten gehen die Muskelzuckungen mit Zwangsvorstellungen und hyperaktivem Verhalten einher.

Verlauf und Prognose

Die Erkrankung nimmt häufig während der Kindheit an Intensität zu, scheint sich aber im Erwachsenenalter spontan aufzulösen.

Akupunkturbehandlung

Punktauswahl

Hand- und Fußgelenksakupunktur:

Die Akupunktur der Punkte an den Hand- und Fußgelenken bringt in Fällen von TS gute Ergebnisse. Der Punkt der Handgelenksregion liegt auf der medialen Seite der ventralen Oberfläche des Unterarms ungefähr 1 CUN über der Handgelenksfalte. Der Punkt der Fußgelenksregion liegt ungefähr 1 CUN über dem medialen Malleolus hinter der Tibia.

Ohrakupunktur:

Die Ohrakupunktur kann als zusätzliche Therapie angewandt werden, vor allen Dingen, wenn der Patient an mentalen oder emotionalen Störungen leidet.

1. Herz, Leber, Niere, Milz, Schulter, Fuß, Pharynx, Sympathisches Nervensystem
2. SHENMEN, Endokrinium, Gehirnstamm, Larynx, Nacken, Hüfte, Arm

Nadelmanipulation

Hand-Fußgelenks-Akupunktur:

Die Nadeln werden schräg in Richtung Körperstamm eingestochen. Der Nadelkörper kommt im subkutanen Gewebe zum Liegen. Der Patient sollte keinen Schmerz und kein Nadelgefühl empfinden. Dann werden die Nadeln mit Pflastern fixiert. Die Nadeln werden belassen, bis der Patient zu Bett geht.

Es wird täglich behandelt. Zehn Behandlungen ergeben eine Behandlungsperiode. Es werden zwei bis drei Behandlungsperioden durchgeführt. Zwischen den Behandlungsperioden wird eine Pause von zwei bis vier Tagen eingelegt.

Ohrakupunktur:

Kleine Stückchen getrockneter Bohnen werden über die Ohrakupunkturpunkte geklebt. Die Punkte werden dreimal pro Tag für drei bis fünf Tage massiert. Zwischen den Behandlungen wird eine Pause von ein bis zwei Tagen eingelegt. Eine Behandlungsperiode besteht aus fünf Behandlungen.

Fallbeispiel

Ein 8jähriger Junge wurde wegen Muskelzuckungen und Zungenschnalzen, die seit zwei Jahren bestanden, überwiesen. Die Eltern hatten Augenzwinkern und Zuckungen der mimischen Muskulatur sowie manchmal Kopfschütteln bemerkt. Der Junge machte kehlende Geräusche. Dann traten unkontrollierbare Bewegungen der Extremitäten auf (dauerndes Springen).

Die Untersuchung ergab kehlende Geräusche, Gesichtszuckungen, dauerndes Kopfnicken und verschiedene, schnelle, unregelmäßige, unfreiwillige Bewegungen der Extremitäten.

Dies war ein Fall von TS.

Therapie und Verlauf

Die Hand-Fußgelenks-Akupunktur wurde w. o. beschrieben angewandt. Der Patient erhielt zwei Behandlungsperioden über insgesamt vierzig Tage. Die Eltern berichteten eine dramatische Verbesserung seines Zustandes nach der achten Behandlung. Während des gesamten Verlaufs der weiteren Akupunkturbehandlung normalisierte sich der Zustand mit Ausnahme gelegentlicher Laute und kleinerer Zuckungen.

Nachuntersuchung

Der Patient erhielt drei Monate später weitere zehn Behandlungen. Nach einem Jahr machte er gelegentlich geringe Laute und sehr kleine Gesichtszuckungen.

Fallbeispiel

Ein 10jähriger Junge machte seit drei Jahren unkontrollierbare Bewegungen und Laute sowie Gesichtszuckungen. Seine schulischen Leistungen waren sehr schlecht. Er sprach nicht auf hohe Dosen von Haloparidol und andere Medikamente an.

Die Untersuchung ergab Gesichtszuckungen und sehr häufige, schnelle, unregelmäßige, unfreiwillige Bewegungen der Extremitäten. Er gab dauernd spontane Laute von sich.

Dies war ein typischer Fall von TS.

Therapie und Verlauf

Hand-Fußgelenks-Akupunktur wurde w. o. beschrieben angewandt. Innerhalb von zwei Behandlungsperioden verbesserten sich sowohl die hauptsächlichen motorischen Störungen als auch die schulischen Leistungen. Gleichzeitig wurde die Medikation mit Haloparidol schrittweise abgesetzt. Die Ohrakupunkturpunkte SHENMEN, Endokrinium, Pharynx und Gehirnstamm wurden w.o. beschrieben behandelt. Nach einer zweimonatigen Behandlung waren 90% der Symptome verschwunden. Er machte lediglich noch ein leichtes Gesichtszucken und leise, spontane Laute.

Nachuntersuchung

Nach einem Jahr hatte der Patient noch immer leichte Gesichtszuckungen und machte geringe Geräusche. Der gute therapeutische Effekt der Akupunkturbehandlung war aber unzweifelhaft und deutlich erkennbar.

Kapitel 20

Torticollis spasticus

Der Torticollis spasticus (spastischer Schiefhals) ist eine idiopathische, fokale Dystonie, die durch tonische, im allgemeinen langsame, intermittierende oder dauernde Abweichung des Kopfes und des Nackens infolge einer Kontraktion der Nackenmuskeln charakterisiert ist. Als synonyme Begriffe werden verwendet:

Distonischer Torticollis, rotatorischer Tic, mentaler Torticollis.

Die Erkrankung kann in jedem Alter auftreten, ist aber bei Erwachsenen mittleren oder höheren Alters häufiger, mit einem statistischen Höhepunkt im vierten Lebensjahrzehnt. Beide Geschlechter sind gleich betroffen. Die Erkrankung kann als Teil einer generalisierten oder lokalen Dystonia deformans gefunden werden.

Pathologie

Es wurde bisher nur über eine geringe Zahl von Obduktionen bei spastischem Schiefhals berichtet. Bei den meisten dieser Fälle wurden zugrundeliegende neurologische Störungen über das ganze zentrale Nervensystem verteilt gefunden. Erst kürzlich lieferte *Tarlov* eine detaillierte pathologische Studie einer 67jährigen Frau, die an Bronchopneumonie gestorben war, mit einer 6jährigen Krankengeschichte von spastischem Schiefhals. Die Untersuchung, vor allem des interstitiellen *Cajal*'schen Kerns, der Basalganglien und des Kleinhirns ergaben keine Abnormitäten.

Ein anderer Patient, der von *Greenfield* 1936 pathologisch untersucht worden war und bei dem keine Abnormitäten des Gehirns oder des Rückenmarks gefunden worden waren, wurde ebenfalls von *Tarlov* nachuntersucht. Dessen Ergebnisse stimmten mit *Greenfield's* Befunden überein. Daraus kann geschlossen werden, daß bei Patienten mit spastischem Schiefhals keine bestimmten histologischen Veränderungen vorliegen (*Lees*, A.J.: Tics and Related Disorders. Edinburgh, Livingstone, 1985).

Ätiologie

Nach wie vor wird darüber diskutiert, ob der spastische Schiefhals eine organische oder psychogene Störung darstellt. Der spastische Schiefhals kann als Symptom bei vielen Erkrankungen mit Veränderungen im zentralen Nervensystem, wie z.B. zerebrale vaskuläre Erkrankungen, Multiple Sklerose, Enzephalitis, Kohlenmonoxydvergiftung, thyroidale Toxikose, neuroleptische Störungen usw. gelten. *Marsdon* (1980) fand in einer Literaturstudie eine Beteiligung von Nackentrauma in 9% von 414 Patienten.

Auch psychogene Faktoren spielen eine wichtige ursächliche Rolle. Diese können aber nur sehr schwer beurteilt werden. Der spastische Schiefhals tritt bei Patienten mit unnormaler grenzwertig-krankhaften Charakterzügen auf. Er verstärkt sich bei emotionalem Streß. Meist liegt eine mehr oder weniger stark ausgeprägte emotionale Instabilität vor.

Klinisches Bild

Der Schiefhals kann spastisch oder konstant sein. Die Bewegungen sind üblicherweise langsam, können aber auch abrupt sein. Die unfreiwilligen Muskelkontraktionen führen zu einem langsamen Drehen und Neigen des Kopfes auf eine Seite. Der Kopf bleibt normalerweise für verschieden lange Zeit in dieser Position. Besonders der Musculus sternocleidomastoideus ist betroffen. Aber auch die Kontraktur des Musculus trapezius und der anderen Muskeln kommt häufig vor.

Die Bewegungen können als tonisch, klonisch und tonisch-klonisch bezeichnet werden. Die klonische Aktivität ist die unregelmäßiger Tic's und choreatischer Zuckungen oder unregelmäßigen Zitterns mit einem tonischen Hintergrund.

In leichten Fällen sind nur die Muskeln einer Seite betroffen. In den meisten Fällen sind beide Seiten erkrankt, obwohl der Kopf nur nach einer Seite abweicht. Weniger häufig tritt eine Flexion (Anterocollis) und eine starke Retraktion oder Extension (Retrocollis) auf.

Eine Hypertrophie der Muskulatur ist häufig. Eine Ermüdung der Muskeln nicht üblich. Schmerz kann auftreten, aber normalerweise nicht in einem größeren Ausmaß. Die spastischen Bewegungen können durch emotionale Faktoren verstärkt und durch mechanische Unterstützung des Kopfes vermindert werden.

Die Diagnose von spastischem Schiefhals ist einfach. Große Schwierigkeiten treten dagegen bei dem Versuch auf, zu bestimmen, ob die Erkrankung aus lokalen, zentralen oder psychogenen Ursachen resultiert. Die Akupunkturtherapie ist in Fällen von idiopathischen, spastischen Torticollis und bei psychogen verursachtem Schiefhals angezeigt.

Akupunkturbehandlung

Körperakupunktur:

Hauptpunkte:

3E 17, 3E 16, Dü 16, Dü 17, Di 18, Di 17, G 21

Zusätzliche Punkte:

Di 4, Di 11, M 36
ASHI-Punkte am Musculus sternocleidomastoideus

Ohrakupunktur:

Bei Angstgefühlen und Schlaflosigkeit:

1. Herz, SHENMEN, Sympathisches Nervensystem, Endokrinium
2. Schlaflosigkeitspunkt, 3Erwärmer, Leber, Subkortex, Schläfe

Nadelmanipulation

Körperakupunktur:

Fünf bis sieben Punkte der betroffenen Seite werden pro Behandlung ausgewählt. Die Nadeln werden schräg eingestochen und im und gegen den Uhrzeigersinn rotiert, bis das Nadelgefühl auftritt. Dann werden die Nadeln an das elektrische Stimulationsgerät angeschlossen. Ein intermittierender Strom mittlerer Intensität wird zugeschaltet. Jede Behandlung dauert ungefähr 30 Minuten. Eine Behandlungsperiode besteht aus zehn bis zwölf Sitzungen. Es werden drei Behandlungen pro Woche durchgeführt. Falls nach der ersten Behandlungsperiode eine Verbesserung der Symptome auftritt, wird eine weitere Behandlungsperiode durchgeführt. Zwischen zwei Behandlungsperioden wird eine Pause von drei bis fünf Tagen eingelegt.

Ohrakupunktur:

Die zwei Punktkombinationen der Ohrakupunktur werden abwechselnd angewandt, falls Symptome der Angst und/oder der Schlaflosigkeit auftreten. Es werden kleine Stückchen getrockneter Bohnen über die Punkte geklebt. Der Patient massiert die Punkte dreimal pro Tag für insgesamt drei bis fünf Tage. Nach einem Tag Ruhepause wird eine weitere Behandlung durchgeführt. Insgesamt fünf Behandlungen ergeben eine Behandlungsperiode. Zwischen zwei Behandlungsperioden wird eine Pause von drei bis fünf Tagen eingelegt.

Fallbeispiel

Ein 44jähriger Mann wurde wegen seit drei Jahren bestehendem, unfreiwilligem Rotieren des Kopfes zur rechten Seiten überwiesen. Der Beginn war graduell mit einer leichten Drehung des Kinns in Richtung der rechten Seite, was zuerst von seiner Ehefrau bemerkt worden war. Die Bewegung verstärkte sich. Der Kopf wurde zur rechten Schulter hin gezogen. Der Patient hatte keine Schmerzen oder Ermüdung der Nackenmuskulatur. Es bestand keine positive Familienanamnese. Vor Beginn der Behandlung hatte der Patient einige emotional belastende Ereignisse durchlebt.

Klinische Untersuchung

Der Patient war über seinen Zustand besorgt, da er seit einem Jahr arbeitsunfähig gewesen war. Die Bewegung war langsam und mit einer Kontraktion der Muskulatur auf der linken Seite des Nackens verbunden. Vor allem der Musculus sternocleidomastoideus zeigte eine leichte Hypertrophie. Ebenso wurde eine Kontraktion des Musculus trapezius bemerkt. Der Kopf wich zur rechten Schulter hin ab. Der Zustand wurde durch Streß oder beim Gehen verschlimmert und durch mechanische Unterstützung des Kopfes verbessert. Die motorische und sensorische Untersuchung sowie die Untersuchung der Sehnenreflexe ergaben keine Befunde. Das Computertomogramm war normal. Auch das EEG und die Liquoruntersuchung ergaben keine Befunde.

Dies war ein typischer Fall von spastischem Torticollis (spastischem Schiefhals). Der Patient hatte verschiedene moderne Behandlungsverfahren ohne Erfolg durchlaufen.

Therapie und Verlauf:

Zwei Punktkombinationen der Körperakupunktur wurden ausgewählt:

1. 3E 17, Dü 16, Di 18, G 21, ASHI-Punkte
2. 3E 16, Dü 17, Di 17, ASHI-Punkte.

Diese Punktkombinationen wurden abwechselnd angewandt. Es wurde dreimal pro Woche behandelt. Die zwei Punktkombinationen der Ohrakupunktur wurden w. o. beschrieben akupunktiert.

Der Patient spürte eine deutliche Verbesserung nach der fünften Behandlung. Nach zwanzig Behandlungen bestand nur noch eine leichte Drehung des Kinns zur rechten Seite. Der Patient war wieder arbeitsfähig.

Nachuntersuchung:

Nach sechs Monaten ergab die Nachuntersuchung eine Konsolidierung des Therapieerfolgs.

Kapitel 21

Hereditäre Ataxie

Hereditäre spinozerebellare Degenerationen verursachen Erkrankungen, bei denen das Hauptsymptom eine Störung des Gehens ist. Die hauptsächlichen pathologischen Veränderungen treten im Kleinhirn oder dessen verschiedenen Nervenverbindungen auf. Die Erkrankung ist üblicherweise mit anderen neurologischen Symptomen, wie Symptomen des Tractus pyramidalis, verminderte Oberflächen- und Tiefensensibilität, verminderte Sehnenreflexe, Störungen des Rückenmarks, der radikulären oder peripheren Nerven oder des Nervus opticus, verbunden. Skelettale Mißbildungen wie Equinovarus und Kyphoskoliose sind üblich. Oft treten deutliche Variationen innerhalb jeder Unterart von spinozerebellarer Degeneration mit unterschiedlichen klinischen und pathologischen Manifestationen auf. Trotzdem ist die Ataxie immer das erste Symptom, auf das sich während des gesamten Behandlungsverlaufes die meiste Beachtung richtet. Zwischen den einzelnen Erkrankungen dieser Gruppe kommt es zu deutlichen Überlappungen. Innerhalb einer Familie tendiert die Erkrankung aber dazu, immer in derselben Art und Weise aufzutreten.

Die Erkrankung setzt normalerweise im zweiten oder dritten Lebensjahrzehnt ein. Der Ablauf der Erkrankung ist graduell. Remissionen, wie sie z.B. bei der Multiplen Sklerose typischerweise ablaufen, treten hier nicht auf.

Akupunkturbehandlung

Punktauswahl

Auf der Basis der Symptome werden die folgenden ein oder zwei Punktkombinationen ausgewählt.

Körperakupunktur:

Hauptpunkte:

Da Ataxie das Hauptsymptom darstellt, werden vor allen Dingen HUATUOJIAJI-Punkte ausgewählt:

1. HUATUOJIAJI (rechts C5, Th1, Th3, L3, links C7, Th7, Th12, L5)
2. HUATUOJIAJI (rechts C7, Th7, Th12, L5, links C5, Th1, Th3, L3)

Zusätzliche Punkte:

Bei Dysarthrie:

KG 23, Extrapunkte JIALIANQUAN.

Bei sensiblen Störungen:

Sensorische Störungen treten konstant in Form von Oberflächen- und Tiefenempfindungen der oberen Extremitäten und weniger häufig in den Beinen auf. Die Schmerz- und Temperaturempfindungen sind nicht betroffen, mit Ausnahme von den Fällen mit gleichzeitig bestehender Polyneuropathie. Die

Akupunkturtherapie wird in Fällen durchgeführt, bei denen die Schmerzsensibilität betroffen ist.

Bei Sensibilitätsstörungen der oberen Extremitäten:

Di 11, Di 4.

Bei Sensibilitätsstörungen der unteren Extremitäten:

G 30, B 36, B 40, MP 6.

Bei Sehstörungen:

1. B 1, G 1, Extrapunkt YUYAO, M 8
2. 3E 23, B 2, Extrapunkt TAIYANG.

Bei psychologischen Symptomen, wie Angstgefühlen und Schlaflosigkeit:

1. H 7, KS 6, MP 6
2. Di 4, M 36, G 20, Extrapunkt ANMIAN

Ohrakupunktur:

Wir behandeln mit Ohrakupunktur bei Fällen hereditärer Ataxie mit psychologischen Symptomen:

1. SHENMEN, Subkortex, Niere, Schlaflosigkeitspunkt
2. Sympathisches Nervensystem, Endokrinium, Schläfe, 3Erwärmer.

Nadelmanipulation

Körperakupunktur:

Zwei Punktkombinationen werden abwechselnd angewandt. Nach Rotieren der Nadeln und Erreichen des Nadelgefühls werden die Nadeln an das elektrische Stimulationsgerät angeschlossen. Ein intermittierender Strom mittlerer Intensität wird zugeschaltet. Eine Behandlung dauert 30 Minuten. Der Patient wird dreimal pro Woche behandelt. Eine Behandlungsperiode besteht aus zehn bis zwölf Sitzungen. Eine zweite Behandlungsperiode wird nach einer Ruhephase von einer Woche angefügt. Falls nach zwei Behandlungsperioden die Behandlung erfolgreich ist, wird die Behandlung in weiteren Behandlungsperioden fortgesetzt. Durchschnittlich erhalten die Patienten fünf Behandlungsperioden.

Ohrakupunktur:

Falls der Patient starke Angstgefühle zeigt oder an Schlaflosigkeit leidet, wird mit Ohrakupunktur behandelt. Die oben beschriebenen zwei Punktkombinationen werden abwechselnd angewandt. Die Punkte werden mit kleinen Stückchen getrockneter Bohnen überklebt. Der Patient massiert diese Punkte dreimal pro Tag. Nach zwei bis fünf Tagen werden die Punkte gewechselt. Zwischen zwei Behandlungen wird eine Pause von einem Tag eingelegt. Fünf Behandlungen ergeben eine Behandlungsperiode. Insgesamt werden entsprechend des Zustands des Patienten bis zu fünf Behandlungsperioden durchgeführt

Fallbeispiel

Bei einer 41jährigen verheirateten Frau war vor fünf Jahren eine hereditäre Ataxie diagnostiziert worden. Sie wurde zur Akupunkturtherapie überwiesen. Fünf Jahre zuvor begann ihr Gang unregelmäßig zu werden. Zunächst bemerkte sie Unstabilitäten beim Gehen, ein vermindertes Balancegefühl und Schwierigkeiten beim Treppensteigen. Die Unstabilitäten verstärkten sich bis zu einem Punkt, an dem sie unfähig war, ohne Krücken zu gehen. Von Zeit zu Zeit wurde das Gehen unmöglich. Im späteren Verlauf der Erkrankung bemerkte sie eine Koordinationsschwäche der oberen Extremitäten, die allerdings weniger ausgeprägt war. Die Stimme wurde zunehmend gestört. Die Familienanamnese war positiv. In ihrer Familie waren Fälle mit identischem Ablauf aufgetreten.

Die klinische Untersuchung ergab eine Dysarthrie. Die Patientin hatte einen ataktischen Gang und Schreibschwierigkeiten durch Ataxie der Arme. Die Oberflächen- und Tiefensensibilität der Beine war vermindert. Es trat ein Nystagmus auf. Die Muskelkraft war normal. Es bestand eine Hypotonie mit reduzierten Sehnenreflexen. Das *Romberg*- und *Babinski*-Zeichen waren positiv. Das EEG und die Untersuchung der Spinalflüssigkeit ergaben normale Befunde.

Dies war ein typischer Fall hereditärer spinozerebellarer Degeneration. Die Patientin hatte mehrere moderne Behandlungsverfahren ohne Erfolg durchlaufen. Schließlich wurde ihr Akupunktur angeraten.

Therapie und Verlauf

Es wurden zwei Punktkombinationen ausgewählt:

1. HUATUOJIAJI (rechts C5, Th3, L1, L3, links C7, Th12, L5)
2. KG 23, Extrapunkte JIALIANQUAN, Di 11, Di 4.

Die zwei Punktkombinationen wurden abwechselnd angewandt. Die Nadeln wurden w.o. beschrieben manipuliert. Die Patientin wurde dreimal pro Woche behandelt. Nach zwei Behandlungsperioden war ihr Gang deutlich verbessert. Insgesamt erhielt die Patientin vier Behandlungsperioden. Am Ende der Behandlung konnte die Patientin mit Krücken gehen.

Nachuntersuchung

Nach einem Jahr hatte sich der Behandlungserfolg konsolidiert. Die Dysarthrie hatte sich durch die Behandlung nicht verbessert

Kapitel 22

Akute zerebellare Ataxie

Die Akute zerebellare Ataxie kann ohne offensichtlichen Grund auftreten. Sie kann mit einer Virusinfektion einhergehen, z.B. Echo-Virus-Infektion, Coxsackie-Infektion, Poliomyelitis, Herpes simplex, Herpes zoster, epidemische Enzephalitis, infektiöse Mononukleose. Diese wiederum können von bakteriellen Infektionen, Pilzinfektionen und Tuberkulose begleitet sein. Ebenso kann die Erkrankung als ein Teil disseminierter Enzephalomyelitis sein, die auf Exantheme usw. folgt. Hier wird lediglich die Akupunkturbehandlung für die akute zerebellare Ataxie mit unbekannter Ursache diskutiert. Dies ist eine Erkrankung junger Kinder. Beide Geschlechter sind gleich häufig betroffen.

Klinisches Bild

Der Beginn ist plötzlich. In mehr als der Hälfte der Fälle bestehen vor dem Auftreten neurologischer Symptome unspezifische und unerkannte Erkrankungen des Atmungs- oder des Verdauungstrakts. Die üblichen Symptome sind eine rasche Entwicklung von Körperstammataxie mit einer weniger stark ausgeprägten Ataxie der Extremitäten. Diese ist in den Beinen stärker. Es bestehen eine Hypertonie der Muskulatur, eine Störung der Augenbeweglichkeit und Reizbarkeit. Ebenso kann es zu isolierten kranialen Störungen kommen, vor allem des Nervus facialis und weniger häufig des Nervus vagus. Dies legt eine weit verbreitete und schwere Verletzung des Zentralnervensystems nahe.

Die Lumbalpunktion ergibt normalen Druck, mononukleare Pleozytose und selten eine leichte Erhöhung der Proteinkonzentration.

Prognose

Die Erkrankung ist üblicherweise gutartig. In den meisten Fällen tritt innerhalb einiger Monate eine vollständige Wiederherstellung auf. In manchen Fällen kann sich die Gesundung über zwei bis drei Jahre erstrecken. Es können dauernde neurologische Störungen mit Körperstamm- und Extremitätenataxie, Sprechstörungen usw. zurückbleiben.

Akupunkturbehandlung

Körperakupunktur:

Auf der Basis der Symptome werden die folgenden ein oder zwei Punktkombinationen ausgewählt.

Hauptpunkte (zwei Punktkombinationen):

Da die Ataxie das Hauptsymptom ist, werden HUATUOJIAJI-Punkte ausgewählt:

1. HUATUOJIAJI (rechts C5, Th3, L1, L3, links C7, Th7, Th12, L5)
2. HUATUOJIAJI (rechts C7, Th7, Th12, L5, links C5, Th3, L1, L3)

Zusätzliche Punkte:

Bei Sprachstörungen:

KG 23, Extrapunkte JIALIANQUAN.

Bei psychischen Symptomen, z.B. Reizbarkeit:

1. H 7, KS 6, MP 5
2. Di 4, G 20, Extrapunkt ANMIAN.

Ohrakupunktur:

Die Ohrakupunktur kommt bei psychischen Symptomen zum Einsatz:

1. SHENMEN, Subkortex, Schläfe, Leber, Niere
2. Sympathisches Nervensystem, 3Erwärmer, Endokrinium, Herz, Schlaflosigkeitspunkt

Normalerweise werden bei Kindern drei Punkte pro Behandlung ausgewählt. Die beiden Punktkombinationen werden abwechselnd angewandt.

Nadelmanipulation

Körperakupunktur:

Die Nadeln werden schnell eingestochen und je einmal im und gegen den Uhrzeigersinn rotiert. Dann werden sie schnell wieder herausgezogen. Normalerweise wird dreimal pro Woche behandelt. Eine Behandlungsperiode besteht aus zehn bis zwölf Sitzungen. Nach einer Pause von einer Woche wird eine weitere Behandlungsperiode angefügt.

Ohrakupunktur:

Über die Punkte werden kleine Stückchen getrockneter Bohnen geklebt. Der Patient massiert die Punkte dreimal pro Tag. Nach drei bis fünf Tagen werden die Punkte gewechselt. Zwischen zwei Behandlungen wird eine Pause von zwei Tagen eingelegt. Eine Behandlungsperiode besteht aus fünf Behandlungen. Üblicherweise wird eine Behandlungsperiode gegeben.

Fallbeispiel

Ein 5jähriger Junge wurde wegen seit drei Monaten bestehender Ataxie überwiesen. Die Mutter berichtete, daß der Junge immer gesund gewesen war und ungefähr drei Monate zuvor eine normale Erkältung gehabt hatte. Er war für wenige Tage bettlägerig gewesen und hatte den Anschein gemacht, normal zu genesen. Beim Aufstehen hatte die Mutter bemerkt, daß er unfähig war, das Gleichgewicht zu halten. Nach wenigen Tagen war die allgemeine

Gesundheit wiederhergestellt. Aber die Ataxie war geblieben. Der Junge litt nicht an Schwäche oder sensiblen Symptomen wie Schmerz. Er war von mehreren Ärzten mit Arzneimitteln (Vitaminen) und chinesischen Heilmitteln behandelt worden. Die Erkrankung ging schrittweise zurück, aber der Junge war noch immer unfähig zu gehen.

Es bestand keine positive Familienanamnese bezüglich dieser Erkrankung.

Klinische Untersuchung

Der Patient war mit Ausnahme seiner Ataxie gesund. Seine Sprache war leicht gestört. Sein Gang war ataktisch und breitbasig. Er brauchte beim Gehen Hilfe. Schnelle Bewegungsänderungen zeigten eine Dysdiadochokinesie leichten Grades. Der Finger-Nasen-Test und Ferse-Schienbein-Test zeigten geringgradige Dystaxie. Die Muskelkraft war normal. Es bestand eine Hypotonie. Die Reflexe aller Extremitäten waren reduziert. Die Vibrationssensibilität und die Sensibilität der kleinen Gelenke waren normal, ebenso der mentale Status.

Auf der Basis des akuten Beginns der zerebellaren Symptome, der Symptomfreiheit anderer Systeme und der negativen Familienanamnese wurde die Diagnose "akute zerebellare Ataxie" gestellt.

Therapie und Verlauf

Es wurde Körperakupunktur angewandt. Zwei Punktkombinationen wurden ausgewählt:

1. HUATUOJIAJI (rechts C5, Th3, L1, L3, links C7, Th7, Th12, L5), KG 23
2. HUATUOJIAJI (rechts C7, Th7, Th12, L5, links C5, Th3, L1, L3), Extrapunkte JIALIANQUAN

Die Behandlung wurde w. o. angegeben durchgeführt. Es wurde jeden zweiten Tag behandelt. Am Ende von zwei Behandlungsperioden war der Gang stabil, obwohl weiterhin eine Tendenz bestand, bei schnellen Drehungen zu fallen. Bis zur vollständigen Genesung erhielt der Patient insgesamt vier Behandlungsperioden.

Nachuntersuchung

Nach einem Jahr war der Patient gesund geblieben. Die Krankheit war nicht wieder aufgetreten.

Kapitel 23

Polymyositis und Dermatomyositis

Unter dem Begriff Polymyositis sind viele entzündliche Erkrankungen der Muskulatur zusammengefaßt, bei denen keine klare Beziehung zur Infektion im üblichen Sinne des Wortes besteht, die aber durch akute oder subakute Zerstörung von Muskelfasern und einer Kumulation von Entzündungszellen in oder zwischen den Muskelfasern charakterisiert sind. Bei gleichzeitiger Beteiligung der Haut wird der Begriff "Dermatomyositis" verwandt.

Die Ätiologie dieser Zustände ist unbekannt. Es wird eine virale Infektion oder eine Autoimmunerkrankung vermutet. Die Erkrankungen können in jedem Alter auftreten, aber hauptsächlich zwischen dem zehnten und fünfzigsten Lebensjahr. Besonders Frauen sind betroffen. Ein familiäres Auftreten ist selten.

Klinisches Bild

Der Beginn ist normalerweise schleichend. Die häufigsten klinischen Manifestationen sind: symmetrischer Muskelschmerz und Berührungsempfindlichkeit, Schwäche des Körperstamms, des Schultergürtels, des Beckengürtels und der proximalen Muskulatur der Extremitäten. Eine Beteiligung der distalen Muskulatur ist weniger auffällig. Die Schmerzen sind deutlicher in den oberen Extremitäten. Die Schwäche ist deutlicher in den unteren Extremitäten. Frühzeitig sind die Halsflexoren betroffen. Eine bulbäre Beeinträchtigung kann grundlegend sein. In über der Hälfte der Fälle liegen Dysphagie und Dysphonie vor. In seltenen Fällen sind die extraokularen Muskeln befallen. Bei einigen Patienten können Muskelschmerz und die Berührungsempfindlichkeit vollständig fehlen. In schweren Fällen kann eine Atemlähmung auftreten. Die Atrophie ist unterschiedlich. Faszikelbildung ist selten. Die meisten tiefen Reflexe bleiben erhalten. Sie können normal aktiv, hyperaktiv und manchmal inaktiv werden. In chronischen Fällen entwickeln sich Kontrakturen und Verkalkungen. Das EMG zeigt oft eine erhöhte Insertionsreizbarkeit, geringe motorische Aktionspotentiale mit spontanen Fibrillationspotentialen, positive scharfe Wellen und eine erhöhte Anzahl von polyphasischen Störungen niedriger Amplitude sowie gelegentlich myotonieähnliche Aktivität.

Manchmal verspürt der Patient Parästhesien in den Händen und Füßen. Aber deutliche Sensibilitätsstörungen sind selten. Zu den Muskelveränderungen können Hautmanifestationen auftreten. Diese sind unterschiedlich und treten charakteristischerweise zuerst im Gesicht, vor allem um Nase und auf den Wangen auf, häufig mit einem heliotropen Exanthem der Augenlider und periorbitalen Ödem. Ebenso können Erytheme, Exantheme oder Teleangiektasien der Stirn, des Nackens, der Schulter, der Brust, des Rückens, der Ellbogen oder der Knie vorliegen.

Beide Erkrankungen können durch andere Bindegewebsstörungen kompliziert werden. Sie können mit malignen Erkrankungen, vor allem Karzinomen der Lunge, der Brüste, der Ovarien, des Uterus, der Prostata und des Magens auftreten. Besonders das Auftreten von

Polymyositis und Dermatomyositis nach dem vierzigsten Lebensjahr kann die erste Manifestation einer solchen malignen Erkrankung sein.

Verlauf und Prognose

Der Verlauf der Erkrankungen ist sehr unterschiedlich mit Remissionen und Verschlimmerungen. Der Höhepunkt der Erkrankungen ist normalerweise innerhalb des ersten Jahres erreicht. Die Genesung von Polymyositis und Dermatomyositis ist langsam. Die Überlebensrate von behandelten, wie auch unbehandelten Patienten ist 80%. Spontane vollständige Remissionen oder ein Zurückbleiben von dauernder Muskelatrophieschwäche und Kontrakturen können auftreten. Eine jahrelange unterstützende Therapie mit kleinen Cortisongaben kann notwendig sein.

Akupunkturbehandlung

Entsprechend der Traditionellen Chinesischen Medizin gehören Polymyositis und Dermatomyositis zum Schwäche-Syndrom und zum Syndrom der Stauung von QI und Blut, die durch äußere Wind-Kälte verursacht werden.

Die therapeutischen Prinzipien sind folgende:

1. Belebung der Niere
2. Stärkung der Milz
3. Ernährung der Leber
4. Förderung der Blutzirkulation und Aufhebung der Blutstauung
5. Förderung der Blutzirkulation zur Schmerzbekämpfung
6. Förderung der Blutzirkulation und Gängigmachen der Meridiane
7. Zerstreuung des Windes zur Schmerzbekämpfung

Punktauswahl

Das allgemeine Prinzip der Punktauswahl betrifft die Meridiane Milz-Pankreas und Magen, Niere und Blase, Leber und Gallenblase, Dickdarm und Herz, wenn sie die betroffenen Körpergebiete passieren

Körperakupunktur:

Hauptpunkte:

Bei Schwäche und Schmerzen der oberen Extremitäten:

Di 15, Di 11, Di 10, Di 4, H 7, KS 6

Bei Schwäche und Schmerzen der unteren Extremitäten:

1. G 30, B 36, G 31, M 36, MP 6
2. B 54, MP 10, G 34, B 40, G 39, MP 6

Bei Schwäche der Nackenmuskulatur:

1. HUATUOJIAJI (rechts C2, C6, links C3, C7)
2. HUATUOJIAJI (rechts C3, C7, links C2, C6)

Bei Dysphagie und Dysphonie:
KG 23, Extrapunkte JIALIANQUAN, Di 4, M 6
Zusätzliche Punkte:
Zur Beruhigung:
KS 6, H 7, Extrapunkt ANMIAN, M 36
Pro Behandlung werden vier bis acht Punkte ausgewählt.

Ohrakupunktur:

Bei der Behandlung der Polymyositis und Dermatomyositis mit Schwäche, Schmerzen und Berührungsempfindlichkeit der Muskulatur bevorzugen wir die Körperakupunktur. Die Ohr-akupunktur wird zusätzlich angewandt, wenn psychische Symptome, wie Angstgefühle oder Schlaflosigkeit, vorliegen:

1. SHENMEN, Schläfe, Milz, Leber, Sympathisches Nervensystem
2. Subkortex, Niere, Herz, Endokrinium, ANMIAN

Nadelmanipulation

Körperakupunktur:

Die Nadeln werden im und gegen den Uhrzeigersinn für ein bis zwei Minuten rotiert, um ein starkes Nadelgefühl zu erreichen. Bei Schmerzen werden die Nadeln anschließend an das elektrische Stimulationsgerät angeschlossen. Ein intermittierender Strom mittlerer Frequenz wird für 20 bis 30 Minuten zugeschaltet. Eine Behandlungsperiode besteht aus zehn bis zwölf Behandlungen. Falls der Patient auf die erste Behandlungsperiode nicht angesprochen hat, wird nach einer Pause von ein bis zwei Wochen eine zweite Behandlungsperiode angeschlossen.

Ohrakupunktur:

Kleine Stückchen getrockneter Bohnen werden über die Punkte geklebt. Der Patient massiert die Punkte dreimal pro Tag. Nach drei bis fünf Tagen werden die Punkte gewechselt. Zwischen zwei Behandlungen wird eine Pause von ein bis zwei Tagen eingelegt. Eine Behandlungsperiode besteht aus fünf Behandlungen. Entsprechend des Zustands des Patienten werden zwei bis vier Behandlungsperioden gegeben.

Fallbeispiel

Eine 38jährige verheiratete Frau wurde mit einer seit sechs Monaten bestehenden Polymyositis überwiesen. Die Erkrankung begann schleichend. Schmerzen und Steifheit bestanden in den Armen stärker als in den Beinen. Die Schmerzen störten ihren Schlaf. Sie waren so stark, daß sie nachts aufwachte und ihre Arme nur schlecht bewegen konnte. Mit zunehmenden Störungen in den Beinen bekam die Patientin Schwierigkeiten, vom Stuhl oder vom Fußboden aufzustehen. Das Schlucken, die Darmbewegungen und die Blasenfunktion waren nicht betroffen. Es bestand keine toxische Exposition. Die Patientin wurde bereits mit einer hohen Dosis von Cortison behandelt. Es traten Nebenwirkungen auf. Die Familienanamnese ergab keine neurologische Erkrankung.

Klinische Untersuchung

Die Patientin war mental gesund. Die Hirnnerven waren ohne Befund. Die Extremitätenmuskeln waren berührungsempfindlich. Die proximalen Muskeln, vor allem der Arme, waren am stärksten betroffen. Es bestand eine leichte Schwäche der proximalen Muskulatur, die in den Beinen und am Beckengürtel deutlicher war als in den Armen und im Schultergürtel. Die Sehnenreflexe der Arme waren normal und in den Beinen reduziert.

Dies war ein typischer Fall von Polymyositis.

Therapie und Verlauf

Körper- und Ohrakupunktur wurden w. o. beschrieben angewandt. Es wurden zwei Punktkombinationen der Körperakupunktur ausgewählt:

1. Di 15, Di 11, H 7, MP 10
2. Di 10, G 31, G 34, MP 6

Die zwei Punktkombinationen der Ohrakupunktur waren:

1. SHENMEN, Schläfe, Milz, Leber
2. Niere, Herz, Subkortex, ANMIAN

Es wurden zwei Behandlungsperioden mit einer Pause von einer Woche durchgeführt. Gleichzeitig wurde eine kleinere Dosis von Cortison gegeben. Eine spezielle proteinreiche, kohlehydratarme Diät wurde verordnet. Die Patientin wurde zu aktiven Bewegungsübungen angeleitet.

Die Patientin fühlte sich viel besser. Die Berührungsempfindlichkeit der Muskulatur hatte sich vermindert. Die Muskelschwäche war verbessert. Sie konnte gut schlafen und ohne Hilfe aus einer sitzenden Position aufstehen.

Nachuntersuchung

Die Patientin erhielt weiterhin Akupunktur und eine geringe Dosis Cortison über ein Jahr. Ihr Zustand war befriedigend. Sie zeigte keine Nebenwirkungen.

Kapitel 24

Muskeldystrophie

Unter Muskeldystrophie oder Myopathien versteht man eine Gruppe von neurologischen Störungen. Diese sind definiert als primäre, degenerative Erkrankungen der Muskeln mit unbekannter Ursache. Sie sind klinisch charakterisiert durch progressive Muskelschwäche und -atrophie. Vererbbarkeit, früher Beginn, relativ langsamer Fortschritt der Erkrankung, schließlich totale Bewegungsunfähigkeit und Tod durch Atmungskomplikationen bestimmen den üblichen Verlauf der Erkrankung.

Die progressiven, degenerativen und atrophischen Veränderungen (gelegentliche Pseudohypertrophien) der gestreiften Muskulatur folgen charakteristischen Mustern der betroffenen Muskulatur und führen zur Differenzierung einiger klinisch-pathologischer Typen.

Klinisches Bild

Trotz der verschiedenen klinischen Typen der Erkrankung bestehen einige gemeinsame klinische Symptome und Charakteristika:

Der Beginn ist üblicherweise schleichend. Die Muskelschwäche ist symmetrisch und an den proximalen Muskeln der Extremitäten am Schultergürtel und am Beckengürtel deutlicher ausgeprägt. Aufgrund der Schwäche der Beckenmuskulatur zeigt der Patient einen langsamen, wackligen Gang. Als Folge des Befalls der paraspinalen und abdominalen Muskulatur tritt eine Lordose auf. Der Patient ist ungeschickt und neigt zum Fallen. Beim Aufstehen aus sitzender Position braucht der Patient Unterstützung. Durch Befall der Schultergürtel entwickeln sich sogenannte "geflügelte Schulterblätter".

Das myopathische Gesicht ist charakterisiert durch herunterhängende Augenlider und Lippen. Die Lippen können nicht fest geschlossen oder protrudiert werden. Pfeifen ist nicht möglich. Ein anderes Charakteristikum ist häufig die Hypertrophie einiger Muskeln, z.B. die Unterschenkelmuskulatur, der Musculus deltoideus, Musculus infraspinatus und Musculus trizeps. In diesen Fällen bestimmt die Pseudohypertrophie einiger Muskeln in Verbindung mit der Atrophie anderer Muskeln das pathognomische Bild der Erkrankung.

Eine Schwäche und Atrophie der distalen Muskulatur und der Extremitäten wird nur im Spätstadium beobachtet. Die Nervenkerne der Medulla oblongata und die extraokularen Muskeln sind nur selten betroffen. Mit abnehmender Aktivität tritt Kontraktur mit Unfähigkeit beschleunigender Bewegungen auf. Die Kontrakturen resultieren aus Zerstörung und fibrotischer Umwandlung des Muskelgewebes. Sie treten hauptsächlich in der Unterschenkelmuskulatur an den Achillessehnen und am Musculus bizeps brachii auf.

Im fortgeschrittenen Stadium der Erkrankung treten Deformierungen einschließlich deutlicher Skoliose auf. Die Tiefenreflexe sind vermindert und später verloren. Die oberflächlichen Reflexe bleiben normal.

Es gibt bisher keine spezifische Behandlung bei dieser Erkrankung.

Akupunkturbehandlung

Entsprechend der Traditionellen Chinesischen Medizin gehört die Muskeldystrophie zum Schwäche-Syndrom, das durch Leere der Milz, des Herzens und des Blutes sowie einer Leere der Niere, der Leber und der Essenz entsteht, wodurch die Muskeln, Knochen und Sehnen beschädigt werden.

Punktauswahl

Entsprechend der Traditionellen Chinesischen Medizin kontrolliert die Milz die Muskeln, die Leber die Sehnen, die Nieren die Knochen. Das Herz kontrolliert die Blutzirkulation. Die Lunge wird als Steuerorgan und als die Wurzel der Lebensenergie QI angesehen. Sie ist verantwortlich für jegliche Aktivität. Zwischen Leber und Gallenblase, Niere und Blase, Milz und Magen, Lunge und Dickdarm, Herz und Dünndarm besteht jeweils eine Innen-Außen-Kopplung.

Es werden entsprechend des Meridianverlaufs und der betroffenen Körpergebiete die Punkte ausgewählt.

Körperakupunktur:

Bei Schwäche des Schultergürtels und der Arme:

1. Dü 9, Di 14, G 21, Di 11
2. Di 15, Di 10, Di 4, H 7.

Bei Schwäche des Beckengürtels und der Beine:

1. G 30, B 23, MP 10, B 36, MP 6
2. B 40, B 57, B 37, B 39, G 34.

Bei Schwäche der Gesichtsmuskulatur:

1. G 14, M 2, M 4 , Dü 18
2. M 8, M 6, M 7, Di 20.

Pro Behandlung werden ein oder zwei Punktkombinationen ausgewählt.

Nadelmanipulation

Die Nadeln werden nach Erreichen des Nadelgefühls an das elektrische Stimulationsgerät angeschlossen. Es wird eine niedrige Spannung benutzt. Die Stromintensität soll eine leichte, zitternde Bewegung der Muskeln für durchschnittlich 20 bis 30 Minuten bewirken. Es wird täglich behandelt. Zwei Punktkombinationen werden abwechselnd angewandt. Zwischen zwei Behandlungsperioden wird eine Pause von zwei bis drei Tagen eingelegt.

Aufgrund der Zerstörung des Muskelgewebes bei der muskulären Dystrophie wird das normale Gleichgewicht der auf die Gelenke einwirkenden Muskeln gestört. Daraus resultieren Veränderungen der Körperhaltung und skelettale Deformierungen.

Zur Prävention und Behandlung dieser Deformierungen muß Physiotherapie angewandt werden. Aktive Bewegungsübungen halten die Muskulatur in gutem Tonus und verstärken die Kontraktionskraft, wodurch bereits gestörte Muskelfasern kompensiert werden können. Aktive Bewegungsübungen sind vor allem im Frühstadium der Muskeldystrophie nützlich.

Bei starken Zerstörungen des Muskelgewebes sind aktive Bewegungsübungen nicht mehr möglich. Unter diesen Umständen ist die Elektrostimulation von Akupunkturpunkten der beste Ersatz für diese Übungen, um der Entwicklung von Kontrakturen und skelettalen Deformierungen vorzubeugen. Die Kontraktionskraft der Muskulatur wird gesteigert und so werden wiederum zerstörte Muskelfasern funktionell kompensiert.

Kapitel 25

Hysterische Lähmung

Die hysterische Lähmung ist eine Konversionsreaktion, die bei beiden Geschlechtern gleichmäßig und in jedem Alter auftreten kann. Am häufigsten ist sie jedoch bei jungen Frauen mit hysterischer Persönlichkeit. In unteren sozialen Schichten tritt die Erkrankung häufiger auf. Bei Patienten mittleren oder höheren Alters ist die Entwicklung einer hysterischen Lähmung immer ein Alarmsignal für die Möglichkeit einer organischen, neurologischen Erkrankung. Die Abwesenheit einer organischen Ätiologie des klinischen Bildes ist notwendig, aber für die Diagnose hysterische Lähmung nicht suffizient.

Die Diagnostik der hysterischen Lähmung wird nicht durch Ausschluß, sondern durch Vorliegen positiver Gegebenheiten gestellt. Normalerweise sind beim hysterischen Menschen eine Geschichte von psychoneurotischen Symptomen, wie Depression, Angstgefühle, Phobien oder Zwangsvorstellungen oder eine Geschichte von psychoneurologischen Symptomen, wie Kopfschmerz, Schwindel, Erbrechen und Bauchschmerzen, vorhanden. Die folgenden aufgeführten Befunde sind nützlich zur Bestätigung der Diagnose "hysterische Lähmung".

Die hysterische Lähmung ist unterschiedlich in Grad und Auftreten. Die Lähmung tritt oft in nicht-anatomischen Mustern auf. Der hysterische Patient kann darüber klagen, daß alle Bewegungen eines Gelenks beeinträchtigt sind, oder daß ein Verlust der Kraft von einer oder mehreren Extremitäten, wie bei einer Hemiplegie, Quadriplegie, Paraplegie und Monoplegie, vorhanden ist. Eine hysterische Gesichtslähmung tritt nicht auf, obwohl eine hysterische Ptose gesehen werden kann. Ebenso kommt eine Lähmung der okularen Muskulatur und der Zunge nicht vor. Auch eine Lähmung der zervikalen und Körperstammmuskulatur ist selten.

Der Muskeltonus der betroffenen Extremitätenmuskulatur ist üblicherweise normal. Manchmal dagegen ist die Muskulatur unangemessen schwach oder übermäßig versteift. Es kann eine allgemeine Überaktivität der Sehnenreflexe vorhanden sein. Pathologische Zeichen des Tractus pyramidalis, wie *Babinski*-Zeichen, *Gordon*-Zeichen usw., fehlen.

Der Muskelumfang ist normalerweise gut erhalten. Bei einer länger bestehenden hysterischen Paralyse dagegen kann ein leichter bis mittlerer diffuser Muskelschwund der betroffenen Extremitäten bemerkt werden.

Beim Testen der Muskelkraft wird offensichtlich, daß der hysterische Mensch sich nicht anstrengt. Die Anweisung, das Fußgelenk nach dorsal gegen Widerstand zu beugen, ist üblicherweise mit einer kräftigen Kontraktion der Arm-, Schulter- und Gesichtsmuskulatur verbunden. Das Fußgelenk selbst bleibt aber bewegungslos.

Bei halbseitiger hysterischer Lähmung ist die Muskulatur des Gesichts und der Zunge nicht betroffen. Die gelähmte Extremität wird beim Gehen mitgeschleppt. Die untere Extremität ist stärker betroffen als die obere. Dies ist bei organischen halbseitigen Lähmungen oft umgekehrt.

Bei Lähmungen der unteren Extremität ist das *Hoover*-Zeichen sehr wertvoll bei der Differenzierung einer organischen von einer hysterischen Lähmung. Beim *Hoover*-Zeichen hebt der Behandler am liegenden Patienten das gelähmte Bein an der Ferse. Bei einem Patienten mit organischer Lähmung führt das am gesunden Bein zu einer Zunahme des Drucks nach unten. Beim Patienten mit hysterischer Lähmung fehlt dieser Druck nach unten am gesunden Bein.

Akupunkturbehandlung

Die Akupunkturbehandlung der hysterischen Lähmung ist in China das Mittel der Wahl.

Punktauswahl

Zur Behandlung der hysterischen Lähmung bestehen verschiedene Punktkombinationen:

Di 4, Di 11, KS 6, M 36, MP 6.

Entsprechend des Meridianverlaufs werden Punkte der betroffenen Extremitäten herangezogen. In der Literatur wird als der wichtigste und nützlichste Akupunkturpunkt bei der Behandlung der hysterischen Lähmung der Punkt N 1 genannt. Im Zentrum für hysterische Erkrankungen der Klinik Nr. 261 in Beijing wurden mehr als tausend Patienten mit hysterischer Lähmung behandelt. Die Wirksamkeitsrate war 100%. Nahezu 99% der Patienten konnten nach einer Behandlung wieder normal gehen. Vor der Akupunkturtherapie waren die Patienten beruhigt worden.

Nadelmanipulation

Der Patient liegt während der Behandlung auf dem Rücken. Die Nadeln werden ca. 1 cm tief in die Punkte N 1 eingestochen. Die Nadeln werden durch Rotieren mit einer großen Amplitude 20 bis 30 Mal manipuliert, um ein starkes nach oben ausstrahlendes Nadelgefühl zu erreichen. Dann werden die Nadeln schnell herausgezogen. Der Patient wird sofort angewiesen, die gelähmten Extremitäten zu bewegen.

Fallbeispiel

Eine 22jährige Patientin kam wegen seit zwei Jahren bestehender Schwäche der unteren Extremitäten. Diese Schwäche beider Beine hatte sie zwei Jahre zuvor unmittelbar nach einem Fahrradunfall entwickelt. Sie war arbeitsunfähig. Einen Monat nach dem Unfall begannen hysterische Anfälle aufzutreten, die normalerweise eine Stunde dauerten, aber ohne Bewußtseinsverlust, Incontinentia oder Beißen auf die Zunge auftraten. Den Anfällen gingen normalerweise Gefühlsausbrüche voraus. Es bestanden keine Anzeichen für Geisteskrankheit oder Epilepsie.

Klinische Untersuchung

Die Patientin war reizbar und sensibel. Der Muskeltonus beider unterer Extremitäten war normal. Es war lediglich ein leichter Muskelschwund feststellbar. Die Patientin konnte auf Anweisung ihre Beine nicht heben. Die Sehnenreflexe waren überaktiv. Die Schließmuskulatur war nicht betroffen. Die neurologische Untersuchung ergab keine Befunde.

Sie wurde stationär aufgenommen und für einige Tage beobachtet, ohne irgendwelche signifikanten Veränderungen zu zeigen. Die Labordiagnostik, die körperliche Untersuchung, die Röntgendiagnostik, das EEG und die Untersuchung des Liquors ergaben keine Befunde.

Hier lagen alle Kriterien für die Diagnose "hysterische Lähmung" vor.

Therapie und Verlauf

Die Punkte N 1 wurden w. o. beschrieben behandelt. Die Patientin spürte ein intensives Taubheitsgefühl sowie ein blitzartig einschießendes Nadelgefühl, das bis in die Oberschenkel ausstrahlte. Sie konnte unmittelbar nach der Behandlung wieder normal gehen.

Nachuntersuchung

Nach einem Jahr war die Patientin gesund und arbeitsfähig geblieben.

Fallbeispiel

Ein 32jähriger Mann wurde wegen seit drei Jahren bestehender rechtsseitiger Lähmung überwiesen. Der Patient hatte einen Arbeitsunfall mit Gehirnerschütterung und Bewußtseinsverlust für ein paar Minuten erlitten. Bei Wiedererlangung des Bewußtseins hatte der Patient über starke Kopfschmerzen, aber ohne Übelkeit und Erbrechen, geklagt. Zwei Tage später trat die rechtsseitige Lähmung auf. Es bestand keine Vorgeschichte von Bluthochdruck, Herz-, Nieren-, Blut- oder Geisteskrankheiten.

Klinische Untersuchung

Der Patient war über seinen Zustand sehr besorgt. Der Muskeltonus der rechten Extremitäten war normal. Es zeigte sich ein leichter diffuser Muskelschwund. Die Sehnenreflexe der rechten und linken Extremitäten waren überaktiv und symmetrisch. Die Anweisung, die Hand des Untersuchenden zu greifen, war verbunden mit einer kräftigen Kontraktion der Gesichts- und Schultermuskulatur. Die rechte Hand des Patienten blieb aber unbeweglich. Das *Hoover*-Zeichen war positiv. Das gelähmte Bein wurde beim Gehen nachgezogen. Es bestand keine Lähmung des Gesichts und der Zunge.

Die Labordiagnostik, die körperliche Untersuchung, die Röntgendiagnostik, das EEG und die Untersuchung des Liquors ergaben keine Befunde.

Es wurde die Diagnose "hysterische Lähmung" gestellt.

Therapie und Verlauf

Die Punkte N 1 wurden w. o. angegeben akupunktiert. Das Nadelgefühl strahlte bis zur Taille aus. Der Patient konnte unmittelbar nach der Behandlung gehen und auch seine Arme voll bewegen.

Nachuntersuchung

Nach eineinhalb Jahren war der Patient gesund geblieben. Die neurologische Untersuchung ergab keine Befunde.

Für viele Ärzte ist die Behandlung der hysterischen Lähmung noch immer problematisch. Durch die langandauernde Erkrankung können die Patienten zermürbt werden. Viele Behandlungsmethoden wurden entwickelt. Aber keine dieser Methoden zeigt so hervorragende Ergebnisse wie die Akupunktur. Aufgrund dieser Ergebnisse ist die Akupunkturbehandlung der hysterischen Lähmung das Mittel der Wahl.

Kapitel 26

Hysterischer Schmerz

Der hysterische Schmerz ist wie die hysterische Lähmung eine Konversion der hysterischen Neurose, wobei ein unbewußter Konflikt sich in körperliche Symptome manifestiert. Der unbewußte Konflikt spiegelt sich in den körperlichen Symptomen wider anstatt direkt ausgedrückt zu werden. Hysterische Elemente werden normalerweise bei Kompensationsneurosen beobachtet.

Klinisches Bild

Der Schmerz kann bezüglich seiner Intensität und des Schmerzgebietes stark variieren. Häufig stimuliert er eine organische Erkrankung, welche die Idee des Patienten vom Erkrankungsprozeß repräsentiert. Wie stark der Schmerz des Patienten sich an die Symptome einer organischen Krankheit annähert, hängt im wesentlichen vom medizinischen Wissen des Patienten über die Erkrankung ab. Die Symptome betreffen hauptsächlich diejenigen Körperteile, die im Kontakt mit der Umwelt stehen. Das vom Patienten empfundene Schmerzgebiet entspricht nicht physiologischen und anatomischen Prinzipien. Der hysterische Schmerz kann auch Symptome einer ursprünglich körperlichen Erkrankung prolongieren oder verstärken. Er kann aus einem Unfall entstehen oder auf Operationen, Injektionen, Erkältung, emotionalen Streß usw. folgen. Der mentale Status solcher Patienten zeigt keine signifikanten Veränderungen. Oft hat der Patient die Charakteristika hysterischer Persönlichkeit, wie Aufgeregtheit, emotionale Instabilität und Überaktivität.

Akupunkturbehandlung

Punktauswahl

Körperakupunktur:

- Hauptpunkte:
  - Bei hysterischem Schmerz:
    - N 1
- Zusätzliche Punkte:
  - Bei Schlaflosigkeit:
    - H 7, G 20, Di 4, Extrapunkt YINTANG, M 36, Extrapunkt ANMIAN
  - Bei Appetitlosigkeit:
    - M 36, KG 12, Di 3
  - Bei Schwindelgefühl:
    1. B 2, KG 24, M 36
    2. Extrapunkt YINTANG, M 8, G 20

Normalerweise werden drei bis fünf zusätzliche Punkte entsprechend der Symptome ausgewählt.

Ohrakupunktur:

Die Ohrakupunktur wird bei Patienten mit Schlaflosigkeit, Schwindel, Appetitlosigkeit oder körperlichen Symptomen angewandt.

Bei Schlaflosigkeit:

Herz, Okziput, Subkortex, SHENMEN, Niere, Gallenblase

Bei Schwindel:

Vertigopunkt, Subkortex, Sympathisches Nervensystem, SHENMEN, Magen, Leber, Niere, Okziput

Bei Appetitmangel:

Magen, Milz, Leber, Gallenblase, Subkortex, Gehirnstamm

Pro Behandlung werden drei bis fünf Punkte ausgewählt.

Nadelmanipulation

Bei hysterischem Schmerz:

In Rückenlage werden die Punkte N 1 schnell und senkrecht gestochen. Die Einstichtiefe ist ungefähr 1 cm. Die Nadel wird für ca. fünf Minuten mit einer großen Amplitude im oder gegen den Uhrzeigersinn rotiert. Der Patient soll ein sehr starkes Nadelgefühl empfinden. Die Nadel wird schnell herausgezogen, wenn der Patient eine Verminderung oder ein Verschwinden des Schmerzes bemerkt. Vor der Akupunkturbehandlung wird der Patient beruhigt. Der Behandlungserfolg wird ihm suggeriert.

Bei Schlaflosigkeit, Schwindel und Appetitlosigkeit:

Körperakupunktur:

Die Nadeln werden manipuliert, bis ein Nadelgefühl erreicht wird. Dann werden die Nadeln für ungefähr 20 bis 30 Minuten belassen. Eine Behandlungsperiode besteht aus zehn bis zwölf Sitzungen. Insgesamt werden zwei bis vier Behandlungsperioden mit jeweils einer Zwischenpause von drei bis fünf Tagen gegeben. Der Patient wird dreimal pro Woche behandelt.

Ohrakupunktur:

Kleine Stückchen getrockneter Bohnen werden über die Ohrakupunkturpunkte geklebt. Der Patient massiert die Punkte dreimal pro Tag für insgesamt drei bis fünf Tage. Zwischen zwei Behandlungen wird ein Tag Pause eingelegt. Eine Behandlungsperiode besteht aus drei bis fünf Behandlungen. Normalerweise werden eine bis drei Behandlungsperioden mit einer jeweiligen Pause von drei bis fünf Tagen zwischen den Behandlungsperioden gegeben.

Fallbeispiel

Eine 31jährige Patientin wurde wegen seit einem Jahr bestehender Schmerzen im rechten Bein überwiesen. Ein Jahr zuvor hatte sie einen Fahrradunfall gehabt. Die Erfahrung des

Sturzes und die Tatsache, am Boden zu liegen mit vielen Menschen um sie herum, hatte sie emotional stark erschreckt. Die Patientin konnte keine Angaben darüber machen, wie der Unfall passiert war. Sie zeigte keine Verletzungen der Knochen oder Weichgewebe. Trotzdem litt sie seitdem an Schmerzen im rechten Bein. Die Schmerzen variierten sehr stark. Manchmal wurde der Schmerz durch Anstrengung verstärkt und in Ruhe erleichtert. Manchmal war er sehr mild und kontinuierlich. Gelegentlich wurde er so stark, daß sie arbeitsunfähig war. Sie wurde bereits von mehreren Ärzten behandelt. Computertomographie und Lumbalpunktion ergaben keine Befunde. Es konnte keine Ursache für ihren Schmerz gefunden werden.

Klinische Untersuchung

Die Patientin war sehr ängstlich. Die Untersuchung der Hirnnerven ergab keinen Befund. Ihre Muskelkraft war normal. Die Oberflächen- und Tiefensensibilität waren intakt. Alle Reflexe waren überaktiv. Der *Hoover*-Test war negativ. Es bestand keine Berührungsempfindlichkeit entlang des Verlaufs des rechten Nervus ischiadicus.

Die Verdachtsdiagnose "hysterischer Schmerz" wurde erhoben. Die Akupunkturtherapie wurde eingeleitet.

Therapie und Verlauf

Der Punkt N 1 der rechten Seite wurde w. o. angegeben akupunktiert. Der Schmerz verschwand innerhalb von fünf Minuten. Sofort wurde die Nadel herausgezogen. Vor der Behandlung wurde die Patientin beruhigt.

Nachuntersuchung

Nach sechs Monaten war der Schmerz nicht wieder aufgetreten.

In einer Studie des Forschungszentrums für Hysterie an der 261. Klinik konnten 97,3% (72 von 74 Patienten) von Patienten mit hysterischem Schmerz durch Akupunkturbehandlung (Stimulation der Punktes N 1) verbessert werden. 60,8% (45 von 74 Patienten) wurden vollständig geheilt.

Kapitel 27

Neurose

Die Neurose ist eine Störung mit Symptomen von Muskelschwäche, Erschöpfung, Konzentrationsschwäche, Minderwertigkeitsgefühlen, Schlaflosigkeit, Kopfschmerz, Schwindel, übersteigerte Aufmerksamkeit für Organe und körperliche Funktionen, bei denen keine organische Ursache vorliegt. Männer sind stärker betroffen als Frauen. Bei den meisten Patienten beginnt die Erkrankung im zweiten oder dritten Lebensjahrzehnt.

Entsprechend der Traditionellen Chinesischen Medizin gilt:

Bei gesunden Menschen sind die Funktionen von Herz und Niere im Gleichgewicht. Das Herz kontrolliert die mentalen und emotionalen Aktivitäten und ist die Basis des Lebens. Die Niere speichert die Lebensessenz. Sie dient als "Schleusentor" des Magens. Sie ist verantwortlich für die Erhaltung der Energie und der Essenz. Sie kontrolliert die Fortpflanzung und den Wasserhaushalt. Die Neurose entsteht durch einen Leere-Zustand des Herzens und der Niere.

Klinisches Bild

Generell kann sich die Neurose in körperlichen und/oder psychischen Symptomen manifestieren. Der Beginn ist normalerweise schleichend. Die psychischen Symptome sind subjektiv, z.B. Schlaflosigkeit, Konzentrationsschwäche, Gedächtnisschwäche, Minderwertigkeitsgefühl, Unbehagen. Die körperlichen Symptome können über den ganzen Körper auf mehrere Körpersysteme verteilt sein oder innerhalb eines Körpersystems begrenzt vorliegen. Erschöpfung und Müdigkeit liegen oft vor. Kopfschmerzen, Schwindel, Appetitlosigkeit, Herzklopfen, Hyperhidrosis, spontaner Samenerguß, Impotenz, sexuelle Unlust und Tinnitus sind verbreitete Symptome.

Akupunkturbehandlung

Punktauswahl

Entsprechend der Traditionellen Chinesischen Medizin gilt:

Das Herz kontrolliert das Feuer. Die Niere kontrolliert das Wasser und regiert über das Herz. Die Niere ist mit dem Gehirn verbunden. Wasser und Feuer bekämpfen einander. So halten sich die Organe gegenseitig funktionell im Gleichgewicht. Bei einem Leere-Zustand des Herzens und der Niere können sich Wasser und Feuer nicht mehr gegenseitig kontrollieren. Dann tritt eine große Bandbreite von Symptomen auf.

Die Punkte des Herz-, Nieren- und Magenmeridians können ebenso ausgewählt werden wie Punkte des Blasen-, Milz- und Gallenblasenmeridians, da Blase und Niere innen-außen gekoppelt sind, die Milz über die Niere regiert und die Gallenblase wie ein Mittler zwischen den Funktionskreisen funktioniert.

Körperakupunktur:

Hauptpunkte:

1. LG 16, M 36, Di 4
2. B 2, M 36, H 7
3. KG 24, M 36, MP 6

Zusätzliche Punkte:

Bei Schlaflosigkeit:

H 7, G 20, Di 4, Extrapunkt YINTANG, M 36, Extrapunkt ANMIAN

Bei Kopfschmerz:

1. Beidseitige Lokalisation:
   LG 20, LG 16, G 20, Di 4, B 40, B 60
2. Stirnkopfschmerz:
   Extrapunkt YINTANG, G 14, LG 23, Di 4, Extrapunkt TAIYANG
3. Okzipitalkopfschmerz:
   G 20, LG 16, B 10
4. Schläfenkopfschmerz:
   LG 20, G 20, L 3

Bei Schwindel (zwei Punktkombinationen):

1. B 2, KG 24, M 36
2. Extrapunkt YINTANG, M 8, G 20

Bei Appetitlosigkeit (zwei Punktkombinationen):

1. M 36, KG 12, Di 3, KS 6
2. B 20, B 21, B 18.

Bei spontanem Samenerguß und Impotenz (zwei Punktkombinationen):

1. M 36, KG 4, Moxibustion von KG 6 und KG 3
2. M 36, MP 6, Moxibustion von B 52 und LG 4.

Bei Herzklopfen (zwei Punktkombinationen):

1. B 10, H 7, KS 6, Moxibustion von B 15
2. M 36, KS 5.

Pro Behandlung werden drei bis fünf Körperakupunkturpunkte ausgewählt.

Ohrakupunktur:

Hauptpunkte (zwei Punktkombinationen):

1. Niere, Herz, Leber, Magen, Subkortex,
   Sympathisches Nervensystem, Gehirn
2. Blase, Milz, Gallenblase, Dünndarm, Gehirnstamm, Endokrinium

Zusätzliche Punkte:

Bei Schlaflosigkeit:

SHENMEN, Herz, Okziput, Niere, ANMIAN

Bei Schwindel:

Vertigopunkt, SHENMEN, Okziput, unterer Punkt der Okzipitalnerven, Niere, Leber, Herz

Bei Kopfschmerzen:

Okziput, Schläfe, Stirn, unterer Punkt der Okzipitalnerven, Niere, SHENMEN, Sympathisches Nervensystem

Bei Appetitlosigkeit:

Magen, Milz, Leber, Gallenblase, Sympathisches Nervensystem, Herz, Dünndarm

Bei Herzklopfen:

Herz, SHENMEN, Niere, Okziput, Sympathisches Nervensystem

Bei spontanem Samenerguß und Impotenz:

Niere, Herz, SHENMEN, Sympathisches Nervensystem, Testis, Endokrinium, innere Geschlechtsorgane, äußere Geschlechtsorgane

Bei Libidoverlust:

Niere, Herz, Aufregungspunkt, Endokrinium, Sympathisches Nervensystem, Testis (bei Männern), Ovarien (bei Frauen), Uterus (bei Frauen), innere Geschlechtsorgane

Bei Tinnitus:

Leber, Innenohr, Niere, Herz, Gallenblase, SHENMEN

Pro Behandlung werden vier bis sechs Punkte ausgewählt.

Nadelmanipulation

Körperakupunktur:

Die Nadeln werden schnell eingestochen und im und gegen den Uhrzeigersinn rotiert, bis das Nadelgefühl erreicht wird. Die Punkte werden für 15 bis 20 Minuten belassen und dabei alle fünf bis zehn Minuten manipuliert, um das Nadelgefühl zu verstärken. Es wird dreimal pro Woche behandelt. Normalerweise werden zwei Punktkombinationen abwechselnd eingesetzt. Zehn bis zwölf Behandlungen ergeben eine Behandlungsperiode. Zwei bis drei Behandlungsperioden werden gegeben, wobei zwischen zwei Behandlungsperioden jeweils eine Pause von drei bis fünf Tagen einegelegt wird.

Ohrakupunktur:

Kleine Stückchen getrockneter Bohnen werden über die Ohrakupunkturpunkte geklebt. Sie werden dreimal pro Tag massiert. Die Punkte werden jeden dritten bis fünften Tag gewechselt. Zwischen zwei Behandlungen wird eine Pause von einem Tag eingelegt. Eine Behandlungsperiode besteht aus drei bis fünf Behandlungen. Zwischen zwei Behandlungsperioden wird eine Pause von einer Woche eingelegt. Normalerweise werden zwei bis vier Behandlungsperioden gegeben. Zwei Punktkombinationen von Ohrakupunkturpunkten werden abwechselnd angewandt.

Fallbeispiel

Ein 33jähriger Lehrer stellte sich mit seit fünf Jahren bestehender Schlaflosigkeit mit Kopfschmerz, Schwindelgefühl, Konzentrationsschwäche vor. Er fühlte sich unpäßlich und dauernd müde. Er brauchte viel Ruhe und war manchmal sehr reizbar. Die Symptome zeigten keine Remissionen und wurden nach Perioden von emotionalem Streß und harter Arbeit stärker. Traditionell chinesische Arzneimitteltherapie oder moderne Behandlungsverfahren zeigten keine positiven Ergebnisse.

Der Beginn der Symptome war mit geistigem Streß verbunden. Es bestand keine Familienanamnese bezüglich psychoneurotischer Störungen. Die klinische Untersuchung ergab keine körperlichen Befunde, ebenso die Labordiagnostik.

Dieser Fall zeigte einige typische Zeichen von Neurose. Die Akupunkturbehandlung wurde gleichzeitig mit Psychotherapie durchgeführt.

Therapie und Verlauf

Zwei Punktkombinationen der Körperakupunktur wurden ausgewählt:

1. H 7, M 36, Extrapunkt ANMIAN, G 20
2. Di 4, MP 6, Extrapunkt YINTANG, M 8, LG 16

Der Patient wurde dreimal pro Woche behandelt. Die zwei Punktkombinationen wurden abwechselnd w. o. beschrieben akupunktiert.

Der Patient fühlte sich nach einer Behandlungsperiode besser, wurde aber noch immer von seinen Symptomen beeinträchtigt. Er wollte eine zweite Behandlungsperiode. Gleichzeitig hatte er Ohrakupunktur bekommen. Zwei Punktkombinationen der Ohrakupunktur wurden abwechselnd angewandt:

1. Niere, Herz, SHENMEN, Subkortex
2. Gehirn, Sympathisches Nervensystem, Okziput, Vertigopunkt

Nach zwei Behandlungsperioden von Körperakupunktur und einer Behandlungsperiode von Ohrakupunktur fühlte sich der Patient viel besser, glücklich und entspannt. Die Schlaflosigkeit war verschwunden.

Nachuntersuchung:

Nach einem Jahr war der Patient gesund geblieben.

Kapitel 28

Raucherentwöhnung

Entsprechend der Traditionellen Chinesischen Medizin sind Zigaretten sehr giftig und zerstören die Lunge. Es gibt eine große Bandbreite von Behandlungen zur Raucherentwöhnung. In China wurde die Ohrakupunktur zur Raucherentwöhnung mit großem Erfolg angewandt.

Akupunkturbehandlung

Punktauswahl

Ohrakupunktur:

Hauptpunkt:

Lunge

Zusätzliche Punkte (zwei Punktkombinationen):

1. SHENMEN, Subkortex, Sympathisches Nervensystem, Herz, Niere, Magen.
2. ANMIAN, Bronchien, Mund, Endokrinium, Magen, Gehirn, Leber, Gehirnstamm.

Pro Behandlung werden drei bis fünf Punkte ausgewählt.

Nadelmanipulation

Kleine Stückchen getrockneter Bohnen werden über die Akupunkturpunkte geklebt. Sie werden dreimal pro Tag massiert. Außerdem werden sie massiert, wenn der Patient den Wunsch nach Rauchen verspürt. Alle drei bis fünf Tage werden die Punkte gewechselt. Zwischen zwei Behandlungen wird eine Pause von einem Tag eingelegt. Eine Behandlungsperiode besteht aus drei bis fünf Behandlungen. Zwischen zwei Behandlungsperioden wird eine Pause von drei bis fünf Tagen eingelegt.

Fallbeispiel

Ein 51jähriger Landwirt rauchte seit fünfzehn Jahren ungefähr 20 Zigaretten pro Tag. Er litt an einer chronischen Bronchitis. Mehrere Ärzte hatten ihm geraten, das Rauchen aufzuhören. Deshalb wurde er zur Ohrakupunktur überwiesen.

Mit Ausnahme der chronischen Bronchitis ergab die klinische Untersuchung keine Befunde.

Therapie und Verlauf

Die Ohrakupunkturpunkte Lunge, Bronchitis, SHENMEN und Okziput wurden ausgewählt und wie oben beschrieben behandelt. Der Patient erhielt eine Behandlungsperiode von fünf Behandlungen. Nach der zweiten Behandlung zeigte er bereits eine deutliche Abnahme seines Zigarettenkonsums. Nach der ersten Behandlungsperiode hatte er das Rauchen vollständig aufgegeben. Zusätzlich wurde der Patient mit Verhaltenstherapie behandelt.

Nachuntersuchung

Nach sechs Monaten hatte der Patient nicht wieder geraucht. Seine Bronchitis war ausgeheilt.

Fallbeispiel

Ein 62jähriger Mann rauchte seit zwanzig Jahren ungefähr zwanzig Zigaretten am Tag. Er litt an Angina pectoris. Auf Drängen seiner Frau wollte er das Rauchen aufgeben und begab sich zur Ohrakupunkturbehandlung.

Bei der klinischen Untersuchung gab der Patient an, daß er das Rauchen sehr genießen würde. Er wäre nicht glücklich darüber, das Rauchen aufgeben zu müssen. Das EKG war normal. Die neurologische Untersuchung ergab keine Befunde.

Therapie und Verlauf

Zwei Punktkombinationen der Ohrakupunktur wurden ausgewählt:

1. Lunge, Herz, SHENMEN, Okziput
2. Leber, Endokrinium, Subkortex, Gehirn, Lunge

Der Patient wurde w. o. angegeben behandelt. Nach einer Behandlungsperiode (fünf Behandlungen) hatte er seinen Zigarettenkonsum um die Hälfte reduziert. Er wollte keine weitere Behandlung.

Nachuntersuchung

Nach sechs Monaten hatte der Patient das Rauchen noch immer nicht ganz aufgegeben. Der Hauptgrund für den Mißerfolg ist der mangelnde Wille des Patienten, das Rauchen aufzugeben.

Diese Ergebnisse zeigen, daß die Raucherentwöhnung durch Ohrakupunktur im wesentlichen von mentalen Faktoren des Patienten abhängt. Diejenigen Patienten, die von sich aus das Rauchen aufhören wollen, erzielen gute Ergebnisse. Zur Raucherentwöhnung ist eine Kombination von Ohrakupunktur und Verhaltenstherapie notwendig.

Praktische Erfahrungen
mit der Chinesischen
Arzneimitteltherapie

Ein Handbuch
für die tägliche Praxis

von
SHANG Xianming et al.

Verlag für TCM
Dr. Erich Wühr
Kötzting/Bayer. Wald

Vorankündigung

Frau Prof. SHANG Xianmin und andere erfahrene Praktiker der chinesischen Arzneimitteltherapie schildern in diesem Handbuch für die tägliche Praxis Ihre umfangreichen Erfahrungen mit dieser Therapiemethode der TCM. Das Buch zeigt, wie moderne Ärzte mit den traditionellen Überlieferungen erfolgreich umgehen und diese den heutigen Bedürfnissen entsprechend verfeinern.

Das Buch ist nach westlichen Indikationen in drei Fachbereiche gegliedert: Innere Erkrankungen, gynäkologische Erkrankungen und pädiatrische Erkrankungen. Jede Indikation wird bezüglich Ätiologie und Pathogenese, Diagnose und Differentialdiagnose, Differenzierung chinesischer Syndrome mit den Zeichen und Symptomen, der therapeutischen Prinzipien und der entsprechenden Arzneimittelrezeptierungen beschrieben. Wichtige Bemerkungen kommentieren die jeweiligen Rezeptierungen.

Dieser Aufbau des Buches macht es besonders für ein pragmatisches Vorgehen in der täglichen Praxis geeignet: Anhand der westlichen Indikationen findet man die in Frage kommenden chinesischen Syndrome, die dann mit Hilfe der beschriebenen Zeichen und Symptome weiter selektiert werden können. Schnell und sicher kommt der Praktiker so zur richtigen Rezeptierung. Die Kommentare dienen dem vertiefenden Studium und der Beachtung von den Besonderheiten der jeweiligen Rezeptierung.

Frau Prof. SHANG blickt auf fast dreißig Jahre Erfahrung in klinischer Behandlung, Lehre und Forschung an der Hochschule für TCM in Beijing zurück. Sie arbeitet seit 1990 an der Ersten Deutschen Klinik für TCM in Kötzting/Bayer. Wald

SHANG, X. et al.: Praktische Erfahrungen mit der Chinesischen Arzneimitteltherapie. Verlag für TCM Dr. Erich Wühr, 1992, ca. 300 Seiten, gebunden. ISBN 3-927344-02-8

Erscheint voraussichtlich im Herbst 1992.

Preis ca. DM 130,-

Bestellen Sie jetzt direkt beim Verlag!